心臟夠強，不怕突然登出人生

北榮名醫教你遠離三高，常保心血管健康

黃柏勳 著

聯合推薦（依姓氏筆畫排序）

保護心血管守護心臟，就是守護生命。透過健康的飲食、規律運動、壓力管理並遠離心血管危險因子，我們可以為心臟打造堅固的基石。「心臟醫學研究發展基金會」成立的其中一個宗旨，就是極力推動預防醫學，盼能減少國人罹患心臟病、高血壓、腦中風、血管硬化等疾病，讓威脅國民健康殺手的心血管疾病風險能降至最低。

黃柏勳教授是臺北榮總心臟血管中心科主任，亦是國立陽明交通大學內科教授，擁有多年豐富的臨床經驗，研究、教學表現傑出。在擔任「中華民國血脂及動脈硬化學會」理事長期間，對於推動國內血脂治療及心血管疾病預防扮演重要角色。難得的是，除了臨床治療病患之外，在本書中，他用深入淺出的方式告訴讀者如何預防心血管疾病，用正確的知識保養心血管。盼讀者好好實踐本書的護心原則，必能避免慢性病的侵擾與折磨，享受健康的人生。

——心臟醫學研究發展基金會董事長　**林幸榮**

「中華民國血脂及動脈硬化學會」從一九八四年成立以來，一直致力於動脈硬化的預防與治療，包括動脈硬化的三個最重要的危險因子：高血壓、高血脂和高血糖。

動脈硬化是現代人，尤其是中老年人，最常見的心臟血管病。近幾年，醫學界對動脈硬化的防治有顯著的進步，但這些進步一般民眾並不容易瞭解，病人從媒體、網路或書刊上得到的訊息，也不一定是最新、最正確的知識。有時候，病人錯誤的觀念，還會造成醫病溝通的困難。

黃教授是我國心臟血管疾病的權威醫師，也是「中華民國血脂及動脈硬化學會」的理事長，他在醫療、教學及研究方面，都有傑出的成就，而且他一向熱心於公共服務，為了健康教育的普及，在百忙中編寫了這本書，使用的文字淺顯易懂，但是提供的資訊都是根據近年醫學界基於實證所制定的最新指引。這本清晰實用的手冊，對病人、家屬以及關心自己健康的民眾，一定大有幫助。

——前萬芳醫院院長　**洪傳岳**

現代人由於生活和飲食習慣不佳，再加上長期運動量不足，造成心血管疾病的患者越來越多，而且逐漸年輕化。我們常聽到關於心血管疾病造成的不幸事件，許多正值中壯年的寶貴生命一夕間殞落，真的令人感到惋惜和不捨！

身為仰德集團的負責人，我一向非常重視員工的健康，也極力提倡幹部同仁一定要養成好的生活和飲食習慣。因此，除了經常邀請臺北榮總心臟血管名醫來公司教導正確的養身觀念，避免高血壓、高血脂、高膽固醇、高血糖等症狀發生，也會規定同仁每年必須定期檢查身體，以維護員工健康，並造福同仁家庭幸福。

北榮黃柏勳醫師所著《心臟夠強，不怕突然登出人生》一書，以預防醫學的角度剖析，教導民眾平常就要養成良好的生活習慣和正確的養身醫學觀念，才不致年紀輕輕就罹患了心血管相關的慢性疾病。相信藉著本書深入淺出的分析和教導，能夠指引大家更加清楚如何預防心血管疾病，照顧好身體，一起追求健康幸福！

——仰德集團董事長　**許育瑞**

心血管疾病是國人相當常見的慢性病，隨著我國即將進入超高齡社會，三高（高血壓、高血糖、高血脂）盛行率也隨之提升，加上心臟疾病患者有年輕化的趨勢，說它是「國民健康殺手」一點都不為過。

我常說：「披上醫師白袍，就是責任與壓力的開始。」我們的壓力來自治療病人所承擔的責任，而衛教宣導也是醫師應盡的責任之一。如同黃柏勳教授所說，很多疾病其實可以靠生活習慣去改善，但即便我們不斷呼籲「預防重於治療」，衛教效果仍然有待加強，因為醫師的門診時間真的有限。因此，鼓勵病人或家屬多從網路或書本獲取有關保健及衛教的資訊。

《心臟夠強，不怕突然登出人生》以淺顯易懂的方式整理了病人常見的心血管問題。我認為，不論是自己還是家人患有相關疾病，都值得閱讀這本書。同時，我期望透過這本書的問世，能夠引起更多民眾對心血管健康的關注，遠離慢性病，安心「享壽」。

——臺北榮民總醫院院長 **陳威明**

這是一本寫給每位國人看的心臟保健書，相當平易近人且容易閱讀。黃柏勳醫師擁有多年的醫療經驗，並擔任「中華民國血脂及動脈硬化學會」理事長，也是陽明交通大學臨床醫學研究所專任教授，多年來在心血管基礎研究著墨甚深，同時對於推動國內心血管疾病防治不遺餘力。他以深厚的醫學知識為基礎，用淺顯易懂的方式告訴讀者如何預防心血管疾病。

透過這本書，讀者可以學到如何從日常生活，包括飲食與運動習慣做改變，這些都是醫師在診間不斷向病患耳題面命的建議。很多人可能會說，在這個網路搜尋相當方便的時代，為什麼還要買書？網路確實有許多衛教文章，但其中也不乏錯誤的資訊，尤其很多民眾看了網路文章後自己去買保健食品，或道聽途說相信一些錯誤建議，然後跟醫師說吃控制三高的藥會傷身，拒絕配合醫師治療，我們有時候也相當無奈，甚至錯過治療的黃金時刻。

惟有擁有健康的身體，才能充分享受生命的美好。這本書為我們提供了清楚的健康指引，本人樂於看到越來越多的醫療書籍出版，也樂於推薦民眾多多閱讀此書，提升國人的健康意識。

——臺中榮民總醫院院長　**陳適安**

我來臺灣行醫40餘年，許多人稱我為「御醫」，這都是機緣巧合。因為心臟病患多是年長者，我在北榮工作，所以有機會照顧多位政府首長。對於醫療，我們醫師都應該不斷精進自己的專業，更重要的是，莫忘行醫之初衷，視病猶親。

根據世界衛生組織全球疾病死亡率排名，心血管疾病排名第一，由於病患多是老年人，所以，除了基因遺傳的影響外，後天生活的條件，諸如飲食及生活習慣，是最重要的因素。西諺有云：「你是吃出來的。(You are what you eat.)」真是一語道破。

黃柏勳醫師是我在北榮後期的同事，我們相識多年。黃醫師學問淵博，有很豐富的臨床經驗，同時也是專注在血脂與動脈硬化研究的專家，曾任「中華民國血脂及動脈硬化學會」理事長，得到學界的肯定。

這次黃醫師以深入淺出的方式，撰寫了這本心臟血管保健書籍，本人樂意向廣大讀者推薦。透過這本書，我們會瞭解好好吃飯、好好生活的重要性。對於努力追求健康的讀者，這本書將為你提供寶貴的指引，幫助你擁有更健康、更有活力的生命。

——臺中榮民總醫院心臟內科顧問醫師　**陳雲亮**

臺灣三高族群高達數百萬人，黃柏勳醫師的《心臟夠強，不怕突然登出人生》，從「生活習慣病」切入與心臟血管最密切的慢性疾病問題，全書體大思精、知識淵博、切中實用，行文中自然流露醫者仁心。推薦所有家庭時時閱讀，常保「心臟有力、血管無病」的快樂人生。

——《潮健康》總編輯　**郭家和**

我與「心臟醫學研究發展基金會」黃柏勳秘書長共事多年，他的心臟診療醫術堪稱華佗再世。醫病不如醫心，為了讓世人更瞭解心血管功能，以及如何保護我們這顆寶貴的心，他特別撰寫這本大作，嘉惠眾生，功在杏林。身為醫界中人，也是病患的一份子，我十分讚佩黃醫師出書解惑的用心，也在此深深的感謝他。

——友華生技董事長　**蔡正弘**

自序

以前都不知道當心臟科醫師會有多忙，一直到當了主治醫師，才知道有心血管疾病與問題的病人真的很多，這可能也正是臺灣邁入高齡化社會所面臨的重要課題，常常看完門診已精疲力竭，因為許多門診病患，特別是病患的家屬都有很多問題要詢問，因此也興起把這些重要、有趣的問題整理起來的念頭，讓社會大眾能夠更瞭解心臟疾病的成因、症狀與治療的方法。更重要的是，知道如何預防心血管疾病的發生，制敵於先機！

在門診看病許多年，很多病人與家屬常常有一堆問題……

「我年紀不大，怎麼會急性心肌梗塞呢？」

「我的飲食習慣很正常，為什麼會動脈硬化呢？」

「我飲食明明很清淡，為什麼膽固醇還是偏高呢？」

「我的生活很規律，也有在運動，為什麼我還是會有高血壓呢？」

「我的電腦斷層看到血管鈣化，我該怎麼辦呢？」

和血管動脈硬化息息相關的腦中風、心臟病與周邊血管疾病，近年來在全球十大死因中名列前茅，醫學界一直努力瞭解動脈硬化的形成機轉，因為它影響了全球數以萬計人類的健康，全世界也投入無數的研究資源嘗試來解開此一謎團。

我的工作是心臟內科醫師，時時刻刻都必須和心血管疾病打交道，包括在門診不厭其煩地提醒病患如何遠離三高（高血壓、高血糖、高血脂），幫助大家良好控制血壓和血糖，我樂於從事類似的衛教工作，但還是對於許多民眾不願意服用高血壓或降膽固醇藥物感到灰心。尤其是每次接到值班總醫師必須進行緊急心導管的電話，心裡總會浮現病患家屬焦急的神情。一直覺得心血管疾病應該是能夠預防的，因此心裡總有些遺憾。

當我接到出版社的邀約，請我幫忙出版一本專書教導邁入高齡社會的臺灣民眾，如何從生活上的小地方來保護心血管，遠離心臟血管疾病，雖然在教學醫院臨床教學與研究的負擔頗重，但我還是欣然答應接下這項工作，希望藉由此書，以深入淺出的方式來介紹各類心血管疾病、血管動脈硬化的過程與所造成的影響，並整理相關資訊，幫助一般民眾理解如何減少心血管疾病的危險因子，以更正確的方式來遠離心血管疾病。

古人云君子三立：立德、立功（行）、立言。

僅將此書獻給我最親愛的家人與師長。

黃柏勳

目次

第2章 生活習慣病的「終點站」——45歲以上的「第二大死因」就是心臟疾病

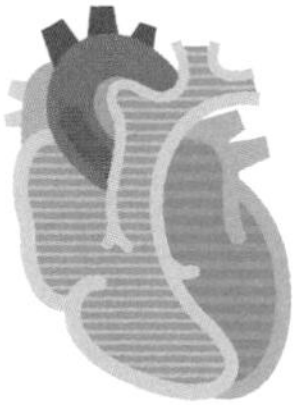

第 1 章

這些其實都是「生活習慣病」

從生活習慣著手就能預防的疾病

「生活習慣」檢測

- □ 有抽菸習慣
- □ 有飲酒習慣，每週固定應酬聚餐
- □ 運動量少，幾乎不運動
- □ 總是吃到飽才停止進食
- □ 吃東西喜歡沾醬、淋滷汁，習慣喝湯
- □ 不喜歡喝白開水，常喝手搖飲或含糖飲料
- □ 睡眠時間不規律，經常熬夜
- □ 睡眠品質不佳、常作夢，早上起床時仍感到疲倦不堪
- □ 常覺得工作／生活壓力大，容易感到煩躁
- □ 男性腰圍大於 90 公分，女性腰圍大於 80 公分

打勾項目越多，代表「三高」（高血壓、高血脂、高血糖）風險越大，建議盡早改善生活習慣，遠離慢性病。

01 現代人不可忽視的「代謝症候群」

在竹科上班的張姓高階經理人，今年60歲，喜愛美食，菸不離手，酒不離口，喜愛隨興、無拘束的生活，應酬更是一天接著一天。半年前健檢報告已經發現有血糖與血脂過高現象，但他卻不當一回事。日前接獲醫院的健檢報告，赫然發現，他的血壓收縮壓已超過150毫米汞柱，空腹血糖也大於125毫克/分升，再加上身高162公分的他，體重卻達88公斤，腰圍超過100公分，醫師在總結報告上，「強烈建議」他應有效減重，並在門診追蹤治療。

上述的這名高階經理人，就是典型的代謝症候群患者，若不積極減重及用藥控制血壓、血糖，即使薪水收入再高，也可能無福消受，未來將會有一堆慢性病上身。

▼什麼是代謝症候群？

現代人一定不陌生，其實就是指腹部肥胖、高血糖、高血壓、血脂異常等一群代謝危險因子群聚現象，許多研究已經證實**代謝症候群是許多慢性疾病發生前的警訊**，若不及早發現、及早治療，將比一般人增加六倍得到糖尿病的風險、四倍高血壓風險、三倍高血脂風險、兩倍心臟病及腦中風風險。

▼代謝症候群如何定義？

至於要如何界定是否有代謝症候群，或確認自己是否是代謝症候群的高危險群病患？依據衛生署的診斷標準，下列五項指標中，只要符合三項以上，即是代謝症候群的高危險群。

這五項指標包括：

1. 腹部肥胖：男性腰圍大於90公分，女性腰圍大於80公分。
2. 血壓異常：未服用高血壓藥物下，收縮壓大於130毫米汞柱，舒張壓大於85毫米汞柱。
3. 血糖偏高：空腹血糖大於100毫克／分升。
4. 三酸甘油脂偏高：未服用藥物下，三酸甘油脂大於150毫克／分升。

5. 高密度脂蛋白膽固醇偏低：未服用藥物下，男性的高密度脂蛋白膽固醇小於40毫克／分升，女性小於50毫克／分升。

代謝症候群是一種病前徵候

代謝症候群是否是一種疾病，迄今仍有一些爭議，多數人認為它僅是一種病前徵候，經過長時間醞釀才逐漸發展到疾病。所以觀念上並不認為代謝症候群是疾病，但是如果不好好控制，未來得到糖尿病、心臟病與腦中風的機會分別是一般人的二至六倍。在每年臺灣十大死因排行榜中，糖尿病、高血壓、心臟病、腦血管疾病，是常見的主因，也代表著代謝症候群對國人健康威脅的嚴重度。反過來說，如果未來不想得到糖尿病、腦中風、或是心血管疾病，就一定要避免罹患代謝症候群，把大肚圍好好的縮小，控制飲食量，加入規律的運動習慣。

造成代謝症候群的危險因子

· 不良的飲食型態：長期食用高糖、高油、高鹽、低纖維飲食習慣、愛喝含糖飲料、喜歡暴飲暴食、享用宵夜等。

‧久坐的生活方式與沒有規律運動習慣或體能活動量少的人，發生代謝症候群的機率是規律運動者的一．七至二倍。

‧長期吸菸者，發生代謝症候群的機率是不吸菸者的一．五倍。吸菸量越大危險性越大，且須戒菸一年以上才能降低其心血管風險。

‧長期過度飲酒，容易三酸甘油脂偏高，同時造成腹部肥胖。

‧長期壓力過大、熬夜與生活不規律，這些不良的生活方式都容易導致內分泌失調，增加代謝症候群發生的機會。

造成代謝症候群盛行的原因

造成代謝症候群盛行的原因還是由於現代人生活、飲食型態的改變及體能活動量不足，以及久坐的生活方式，導致肥胖者日漸增多。腰圍過大之腹部肥胖，同時代表著內臟脂肪堆積過多，這些都反映了失衡的生活方式。已有許多研究指出，累積過多的內臟脂肪可能比皮下脂肪對心血管的危害更大。內臟脂肪過多，容易產生胰島素阻抗作用，引起一連串的代謝異常與血管發炎反應，進而造成心血管與腦血管疾病。

根據國民健康署公布，臺灣19歲以上成人之代謝症候群盛行率約為35%，而代謝症候群盛行率是逐年上升的，肥胖人口也是逐年增加。這是一個非常高的數量，與近年來臺灣民眾的飲食習慣與方便性有關。

代謝症候群的盛行率也和年齡有關，根據「2017–2020國民營養健康狀況變遷調查（Nutrition and Health Survey in Taiwan）」報告指出，代謝症候群的盛行率，男性65歲以上年齡層約59%；女性65歲以上年齡層約58%。如何降低代謝症候群在老年族群的盛行率，是政府與民眾在預防心血管疾病上的一大課題。與其花大錢治療發病的病人，不如多花一些經費來舉辦衛教活動，鼓勵民眾正視與預防代謝症候群。

▼代謝症候群容易形成胰島素阻抗

我們吃完麵、飯、餅乾等碳水化合物類食物後，血糖會馬上升高，是因為澱粉被消化吸收後會形成葡萄糖（在血管中就稱為血糖），身體為了維持恆定，胰臟中的

β細胞就會分泌胰島素，使血糖下降。

一般健康正常的細胞對胰島素相當敏感，胰島素分泌之後就可以讓細胞打開通道，讓血糖進入細胞加以利用；但是腰腹脂肪的脂肪細胞特別不聽話，需要更高單位的胰島素才會促使通道打開來降低血糖；所以**若腰腹脂肪過多，胰臟要加倍工作才能分泌足夠的胰島素，使血糖維持穩定**。因此，長期超時工作的結果，胰臟分泌胰島素的細胞就會失能甚至凋亡，胰臟開始無法分泌足夠的胰島素來消化血糖，血糖便會開始居高不下，演變成第二型糖尿病。

▼醫師的建議

代謝症候群是可以避免與預防的，它的發生除了和年齡、家族史有關，也和不良的生活型態有密切的關係。

「少吃多動」是改善代謝症候群最好的方法，三餐盡量維持七分飽，避免飲用含糖飲料，多從事肌力訓練與有氧運動，定期量測體重與檢查三高，這樣就能避免大肚腩的身材，也避免代謝症候群找上門。

☞ 定期測量腰圍

代謝症候群一個重要的診斷條件就是測量腰圍，所以知道自身腰圍數字是很重要的。測量方法為除去腰部覆蓋衣物，輕鬆站立，以皮尺繞過腰部，調整高度使量測處能落在左右兩側腸骨上緣至肋骨下緣的中間（如圖），同時注意皮尺與地面保持水平，緊貼而不擠壓皮膚，維持正常呼吸，自然放鬆，於吐氣結束時量取腰圍。若**男性腰圍大於90公分、女性大於80公分**時，表示是「腹部肥胖」，也有民眾會以皮帶扣環提醒自己是否超標，我認為也是一個很好提醒自己的方法。

而腰圍除以臀圍叫做腰臀比，若男性腰

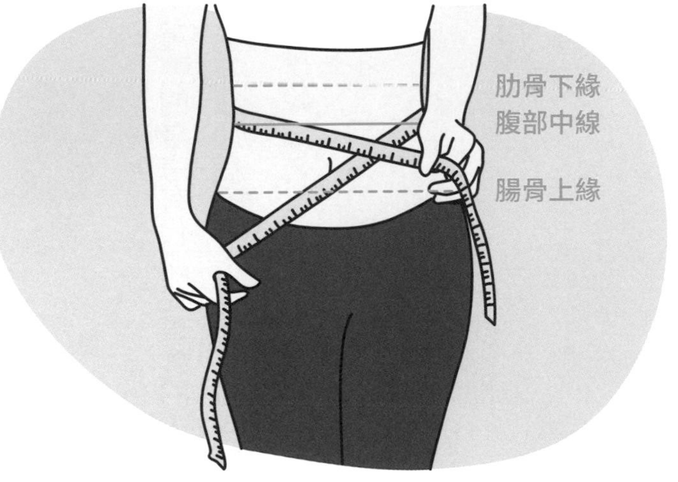

臀比大於0.9、女性大於0.8，再加上高血壓、血脂異常或是三酸甘油脂數值偏高，就是代謝症候群的高危險群。

★本節重點整理

罹患代謝症候群的人不見得已經有嚴重問題，重要的是患有代謝症候群的人未來得到糖尿病、高血壓與心血管疾病的機率會大幅增加，加上好發於青壯年的年齡層，影響層面更是巨大。因此在我們還沒有出現代謝症候群之前，務必要遠離不良的生活習慣，多多運動與維持清淡飲食，留意體重變化，因為預防永遠勝於治療。

02 主動脈剝離一半以上是「高血壓」引起

在門診我最常詢問的第一句話，就是「血壓最近正常嗎？」正常的血壓是避免心血管疾病與慢性心臟衰竭的第一要件，很多民眾對於高血壓與心血管疾病的相關性並不清楚，但高血壓絕對是不可輕忽的隱形殺手。接下來我們就好好聊一聊高血壓對心血管疾病的影響。

▼介紹高血壓前，先談談動脈血壓

如果我們不小心劃傷動脈血管，可以看到血液從傷口噴出，這樣的力量就是由血壓所造成。血壓越高，血液就噴得越遠。血液由心臟輸送出來循環體內一周，再流回心臟，時間大約是三十秒左右。期間經過的距離其實相當長，但血液速度如此之快，可見心臟具有非常強大與高效率的運輸能力。

如此強大的運送力來自於心臟透過不間斷的搏動，使得血液得以順暢地在體內血管循環，而在這過程中，血管不斷被流經的血液衝擊，動脈血管壁所受到的血液壓力便稱為「血壓」。透過不間斷的血液循環與穩定的血壓，才能促使血液到達各器官與肌肉，維持穩定血液供應，同時維持代謝所需。

▼什麼是高血壓？

血壓是指血液自心臟流至血管，血流衝擊血管所形成的壓力。習慣以毫米汞柱(mmHg)為單位。血壓有兩種表現的方法：一種是收縮壓（數值較高的血壓），是心臟收縮時，血液由心室打出衝擊動脈血管壁所形成的壓力；另一種是舒張壓（數值較低的血壓），是動脈血管彈性回縮時產生的壓力。

再來我們要知道什麼是正常血壓。根據世界衛生組織一九九九年的指引，120／80毫米汞柱以下是理想的收縮壓／舒張壓，而140／90毫米汞柱以上是高血壓，介於這中間的血壓則屬於高血壓前期。(正常血壓上限是收縮壓139毫米汞柱、舒張壓89毫米汞柱以下。）

同齡的男性和女性的平均血壓會有差異，20歲至39歲期間，男性的血壓值較高，而中年以後（45歲以上），則是女性的血壓值較高。但是，**血壓正常的人，其平均血壓值也將隨年歲增長而上升**，意思是，**人的血壓終究會隨著年紀的增加而緩慢升高**。

▼高血壓如何定義？

在門診常有許多病患很緊張地告訴我：「醫生我昨天量到血壓偏高，是不是有高血壓了？」遇到這樣的病人我們都會耐心解釋，高血壓不是根據一天一次的偏高數值就認定是高血壓，有許多情況都會引發短暫的血壓偏高，如感冒、壓力與失眠等，所以我們需要耐心多次地確認平時血壓的狀況。

一般在平靜的狀態下測量血壓，若**連續兩週內有三次以上**

	收縮壓	舒張壓
理想血壓	120 mmHg 以下	80 mmHg 以下
高血壓前期	120-140 mmHg	80-90 mmHg
第一期高血壓	140-159 mmHg	90-99 mmHg
第二期高血壓	160 mmHg 以上	100 mmHg 以上

的血壓紀錄均超過140／90毫米汞柱，便可診斷為高血壓。依照血壓高於正常值的程度可分為輕度高血壓、中度高血壓以及重度高血壓，治療方式也會隨著病情的嚴重程度而有所不同。

▼高血壓有哪些症狀？

這是一般民眾最想瞭解的問題。其實大部分的高血壓患者，早期往往沒有不舒服的症狀，這也是高血壓最容易被忽略的地方，因此大部分病人往往不知道自己罹患高血壓，常常等到出現不舒服的症狀（如頭痛、肩頸僵硬、頭脹脹的感覺等），甚至是重要器官功能受損（如出現尿蛋白、氣喘或心臟衰竭的症狀），才會被診斷出來。

▼高血壓對心血管的傷害

究竟高血壓會對心血管帶來什麼危害呢？我們假設有兩條路，一條是有高血壓的人的血管，每分每秒不斷大力沖刷，就像一直有飛機在起降的跑道，應該很快就壞了吧？這就是我們所說的「**心血管事件**」（心肌梗塞、心臟衰竭、中風）。相反的，另一條是血壓正常的人，這條路就像腳踏車道，因為使用非常小心，可能用幾十年都不會壞。

衛福部國民健康署在多年前做過一項調查，詢問民眾：❶是否有高血壓？❷若有高血壓，是否有好好服藥？❸若有服藥，血壓是否控制得當？

很有趣的是，知道自己有高血壓的人可能有七成，這七成裡面會按時量血壓並且服藥的人，可能只有一半；而有在吃藥且血壓達標的，可能再打個三折，也就是說，假設患有高血壓的人有這麼多，真正有在注意且嚴格控制的，其實只有不到一半的人。這可能也和高血壓一般不會有不舒服的症狀有關，因此容易被病人忽略。

但身體沒有不舒服，就代表沒事嗎？我們假設平時血壓維持在理想值115，心血管疾病風險為一倍，若升高至135時風險會變成兩倍，再升高至155時會變成四倍，若血壓暴增至175時風險將暴增至八倍，雖然血壓是以20為等差單位增加，**風險卻是以等比倍增**。

▼高血壓的併發症

1. **腦血管疾病**：頭痛、頭暈、頭脹、健忘、注意力不集中、失眠；若高血壓情形嚴重，會使患者腦部血管突然破裂導致腦出血，即為俗稱的「腦中風」，腦中風的症狀有：突發性半側偏癱、單側視力喪失、構音困難、感覺喪失等。

2. **心血管疾病**：高血壓所導致的血管傷害累積起來，會造成主動脈血管內壁破裂以及動脈粥狀硬化，動脈粥狀硬化會造成血管的管徑變狹窄而引發心絞痛，若血液完全無法通過則稱作「心肌梗塞」，需要及早發現否則死亡率極高；長時間

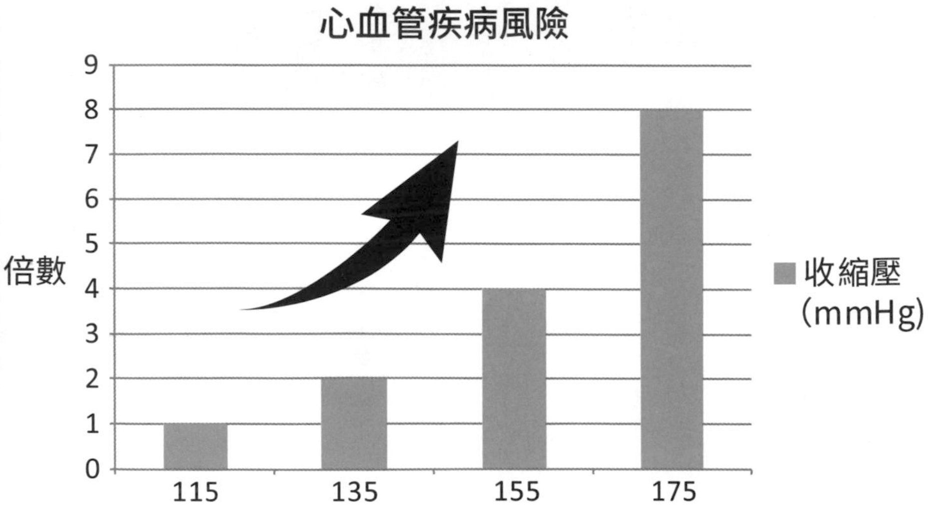

控制狀況不佳的高血壓最終會導致心臟衰竭，特別是老年病患，而心臟衰竭的症狀有：容易疲倦、呼吸困難、下肢水腫、運動耐受性不佳等。

3. **腎臟疾病**：長期的高血壓有可能會造成蛋白尿，特別是長時間控制狀況不佳的高血壓，最終會導致慢性腎衰竭，到這個階段代表腎臟已完全失去過濾體內代謝廢物的功能，一旦病情發展至此，便只能仰賴血液透析（俗稱「洗腎」）來延續生命。

4. **周邊血管疾病**：如同高血壓在心臟造成動脈粥狀硬化，發生在周邊血管的動脈粥狀硬化會使末梢循環不良，進而引起間歇性跛行（走一段路便感覺腿痠麻、無力，休息一下又好了）、四肢麻木、四肢冰冷、缺血性疼痛等症狀。

5. **眼底血管病變**：視力減退、視野缺損、眼底出血、失明。

6. **其他血管病變**：耳鳴、鼻出血、眼中風等。

在門診偶爾會遇到發現眼中風後，從眼科門診轉介到心臟科門診治療高血壓的病患。其他不常出現但突然急劇惡化的嚴重高血壓，甚至會有生命的危險。高血壓急症是指高血壓患者在疾病發展過程中，在某些外在或內在因素之下血壓急驟升高、病情急遽惡化，以及由於高血壓引起的心、腦、腎等主要器官功能嚴重受損的疾病。

高血壓患者如果不規律治療，或控制不良，發生高血壓急症的機率約占5至7%，常見有高血壓引發的大腦病變、腦出血、急性心肌梗塞、急性心臟衰竭、主動脈剝離等；但若能好好治療控制，高血壓急症的併發率則可能降低至約1%。

▼造成高血壓的危險因子

- 一等親有高血壓的家族病史（例如：父親或母親有高血壓）
- 長期高壓、熬夜的生活方式
- 過度肥胖或罹患代謝症候群
- 喜好高鈉或精緻飲食（例如：喜歡吃炸雞、泡麵、鹹酥雞、洋芋片）
- 腎功能不佳
- 過度飲酒或有酒癮
- 同時有糖尿病或高血脂症

．年紀增長伴隨血管動脈硬化

許多的高血壓患者在剛診斷出有高血壓時，大多沒有合併其他慢性疾病，生活規律，飲食也很正常，生化檢驗也沒有發現高血脂症或腎功能異常，這樣的高血壓患者多為「**原發性高血壓**」病患。所謂原發性高血壓，也就是找不出引發高血壓的原因，這樣的病人常常父母親其中之一患有高血壓，到了中年以後血壓也漸漸升高。而引起原發性高血壓的原因，科學界目前並不是很清楚，但還是有可能和家族飲食、生活習慣或基因有關。

▼高血壓患者的生活保健

☑經常自主監測血壓，每日可一至兩次，血壓穩定者至少每週一至兩次，但也不需要過度緊張，每隔十分鐘或半夜睡不著起來量血壓。

☑避免高鹽飲食，每日食鹽量以不超過五公克為宜（五公克食鹽大約等於一茶匙食鹽、五茶匙味精、六茶匙醬油、六茶匙烏醋、十二茶匙番茄醬）。

☑避免過量食用一些含鈉較高卻不易察覺的食物，例如：漢堡、罐頭、滷製品、麵線、蜜餞、泡麵等，特別是味精含量高的食物，鈉含量通常也很高。

☑「飽和脂肪」及「膽固醇」含量多的食物應少吃，如動物的油脂、皮、內臟、卵黃類、巧克力、蛋糕、冰淇淋、全脂奶、椰子油等。

☑避免長期飲用刺激性飲料，如濃茶、濃咖啡。

☑飲酒不宜過量，超量的酒會導致血壓上升，特別是烈酒（如高粱、威士忌），每日飲用量不得超過三十至六十毫升。

☑盡早戒菸。香菸中的「尼古丁」會破壞血管內皮細胞層，使血管收縮導致血壓上升，甚至造成血栓。

☑維持情緒穩定，因為緊張、生氣、憤怒或長期失眠等，容易使血壓上升。

☑保持充足的休息與睡眠。

☑洗澡水溫冷熱要適中，以免血管突然收縮導致血壓上升。

☑避免過度肥胖[1]，維持適度的運動習慣，如散步、快走、游泳、跳舞、羽球等，一週兩到三次，每次至少持續二十至三十分鐘。

☑依照醫師指示，按時服用「降血壓藥物」。勿任意停藥，以免引起反彈性血壓上升，容易導致器官的損傷。

▼預防心血管疾病第一要務——居家血壓測量

目前臨床上診斷和治療高血壓，大多是以診間血壓的測量結果為根據。然而，門診血壓測量有其限制，單次的診間血壓常常無法反映病患真正的血壓狀況，因為血壓會隨著當時生理狀態或情緒而改變，也無法真實反映病患日常活動時白天或夜間血壓的狀況。

1 有研究證實，若能適當減輕體重，也可以達到相當程度的降壓效果。根據著名的佛明罕(Framinghan)之流行病學研究報告，每減輕10％的體重，其收縮壓即可下降6至7毫米汞柱，因而病人很可能在其體重尚未達到理想體重之前，即已發生降壓的效果了。再者，肥胖更會增高與高血壓關係密切的腦中風、心肌梗塞等疾病的發病機率，可能使病情不易控制。因此，如果發現肥胖與高血壓同時存在的情況時，應該積極改變生活方式，改變飲食習慣同時規律運動，適度進行減重，才能減少肥胖所帶來對健康負面的影響。

目前診間外的血壓測量發展出兩種方法，分別是二十四小時攜帶型血壓監測器和居家血壓測量。居家血壓測量，具有價格低廉和使用方便的特性，只要家中備有血壓計，彼此提醒有空量測一下就可以知道自身血壓的變化，對於預後的影響相等或甚至優於診間血壓測量，也可以改善治療品質並增加病患高血壓治療的順從性，在實用性上值得加以推廣；相對而言，二十四小時攜帶型血壓監測器則較為費時昂貴，也需要專人負責才能施行，所以簡單測量居家血壓，其實就是做好保護心血管的第一要務。

☞ 平常心面對血壓數值

值得注意的是，在門診常遇到一些對血壓數值「非常敏感」的高血壓患者，這些高血壓患者對自己的血壓高低過度在意。當偶爾量測到血壓偏高時就會非常緊張，每隔幾分鐘就再量測一次，看看自己的血壓會不會下降，甚至半夜起來上廁所也要量血壓。但在精神緊繃的情況下，這類病患的血壓常常會越量越高，最後的結局就是到急診室報到。遇到這樣的病患，我會建議放輕鬆，不要一直重複量測血壓，一天量測一到兩次即可，晚上務必好好休息。**血壓高低有時反映了近期的精神壓力的大小，我們應重視長期的血壓控制，而不需要過度反應**，只要將血壓紀錄交給門診醫師，再來討論是否需要調整藥物即可。

專欄 居家血壓測量

既然我們知道量測血壓是控制高血壓的重要環節，那就來分享一些居家量測血壓的小技巧。

居家血壓測量適合用於血壓變動較大的老年病患；對於糖尿病合併高血壓患者居家血壓測量更有臨床價值，因為嚴格的血壓控制對於糖尿病患者而言是相當重要；其他居家血壓測量可能有幫助的族群，包括懷孕女性、小孩、及慢性腎臟病病患等。其測量有以下重點需要注意：

1. **保持心情放鬆**：受測者在測量前三十分鐘內盡量不要吸菸或喝含有咖啡因的飲料，並注意測量血壓的環境和狀態，受測者應該在安靜舒適的環境下，以坐姿來測量，盡量坐在有靠背的椅子，兩腳不可交叉；若無法有適合的環境，也應記錄測量時的狀況。

2. **手部要有支撐**：若測量的時候手部無支撐，血壓和心跳會上升10％，最簡單的方式就是測量血壓時手部輕鬆地放在桌上，可以找尋合適的軟墊放在手臂下當靠墊。

3. 手的位置：測量血壓時，壓脈袋應與心臟同高，當手的位置低於或高於心臟的高度，會高估或低估受測者的血壓，最大誤差在坐姿可能達到10毫米汞柱、站姿達到5毫米汞柱。

4. 左右手的選擇：雙手血壓會有不同，建議第一次在診間測量血壓時，兩隻手的血壓都要測量，若雙手血壓差異過大可以提醒醫師，目的在排除血管阻塞。對於左右手血壓差距顯著的病患（收縮壓差距10毫米汞柱以上或舒張壓差距5毫米汞柱以上），**應該選擇血壓值較高的一側測量**。

5. 壓脈袋和壓脈袋球囊的選擇：壓脈袋球囊的尺寸大小會影響血壓測量的高低，若壓脈袋球囊的尺寸相對手臂太小會得到高估的血壓，尺寸太大會得到低估的血壓；壓脈袋球囊的長度要能包含80至100%的手圍、寬度大約是長度的一半；因此對於不同手圍的大小以及不同年紀的小孩都有不同建議的尺寸，在選購時可以請教店員或門診醫師。每次測量時，壓脈袋需要纏繞在上臂，壓脈袋球囊的中心位

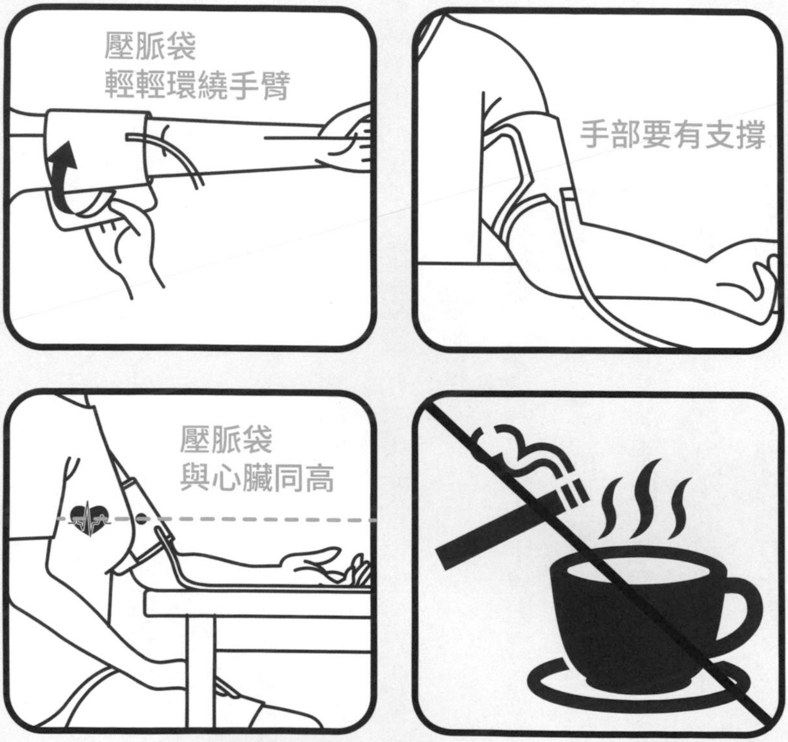
壓脈袋
輕輕環繞手臂
手部要有支撐
壓脈袋
與心臟同高

置需要放置在臂動脈的位置。

6. **忠實記錄**：測量的結果必須正確地記錄，不要只挑選正常或異常的血壓數值記錄，有報告顯示病患自行記錄的數值常有異於真正的數值；另外，測量的結果除了記錄血壓外，**也要記錄心跳**。

7. **儀器的選擇**：目前測量居家血壓的儀器包括指端血壓計 (finger devices)、腕部血壓計 (wrist devices)、上臂血壓計 (upper arm devices) 等。上臂血壓的測量結果比前兩種方式準確，是目前最受推薦的測量方法，因此選購血壓計時可以測量上臂的血壓計為主。

8. **測量血壓的頻率和次數**：美國心臟學會目前建議，最初測量值應該**包含七天的測量**，每天早上和傍晚可以各測量一至兩次，去掉第一天的測量值，**以十二次早上和傍晚的血壓平均值作為藥物劑量調整前的參考**。藥物劑量調整期間，所有測量的狀況和時間要和最初測量一樣，**一般建議在吃藥前測量血壓**，並以服用藥物後二至四週的血壓平均值來評估治療的效果。對於血壓達到控制的病患，最少每個月要測量一個禮拜，對於服藥順從性[2]較差或血壓變化較大的病患或天氣溫差變化較大時，更應頻繁地測量血壓以提供門診醫師治療參考用。

9. **居家血壓對於高血壓的診斷**：對於新診斷或懷疑有高血壓，可以用一段時間的居家血壓測量數值來判斷是否為「**白袍症候群**」[3]或持續的高血壓患者，如果結果仍然不清楚無法確認，則可以安排二十四小時血壓紀錄；對於早期高血壓的病患，可以用居家血壓測量來判斷是否有隱藏的高血壓。

---

2 指病患是否遵照醫師處方及藥師用藥指導來服藥。

3 指民眾到醫院時產生緊張情緒，造成暫時性的高血壓。

▼高血壓的「非藥物」治療

我們已經知道高血壓對於心血管疾病的危害，也瞭解如何正確量測血壓，接下來我們就來談談高血壓的治療方式。

在門診遇到高血壓病人要開始接受藥物治療前，有一半的病患會詢問我：「醫師，有沒有辦法不吃藥就能降低血壓？」

答案是有的！

有一部分的高血壓患者是因為高壓的生活方式所造成的，是暫時性的，只要檢視一下自身生活習慣，高血壓就能有所改善。

我們可以先問自己幾個問題，包括：

1. 最近有沒有熬夜（如熬夜打電動、追劇或準備考試）？
2. 是否長期處於高壓生活或過於緊張的工作壓力？
3. 睡眠品質是否不佳，有打鼾或呼吸中止症候群[4]？
4. 是否常常接觸辛辣、高油、高鹽的飲食？

5.是不是久坐的生活方式，或沒有規律的運動習慣？

上述這些問題涵蓋了不同的生活習慣，而這些都是造成血壓偏高的原因，因此調整生活方式與生活步調，就有機會降低偏高的血壓。

我在門診常提醒較年輕的高血壓患者，務必要早睡早起，千萬不要熬夜打電玩，白天不要藉由喝咖啡或喝濃茶來提神，規律的作息是避免血壓偏高的第一要件。此外有一些上班族，長期工作壓力導致失眠，引發交感（自律）神經失調，因此容易心悸或血壓偏高。而規律運動與減輕工作壓力也可以有效降低血壓，這些都是在接受藥物治療前可以考慮的方法。

接下來我們將降血壓的非藥物治療方法整理如下：

---

4 睡眠呼吸中止症是一種威脅生命的疾病，患者在睡覺時會出現打鼾現象，睡眠時呼吸斷斷續續，一次可能停止十秒以上的時間，有些患者一小時甚至停止呼吸達九十次，血液中的含氧量間歇性急遽下降，已證實會對心血管造成傷害；長期出現睡眠呼吸中止，睡眠結構被呼吸停止不斷地攪擾，導致夜間無法進入熟睡期，往往越睡越累，白天昏昏沉沉，疲勞嗜睡等嚴重不良影響。

- ☑保持耐心逐步調整飲食習慣，避免油炸、高鹽與西方速食等。
- ☑維持適當的運動習慣，一週兩到三次，每次半小時流汗的有氧運動，要有恆心，不要運動幾次就停下來了。
- ☑維持良好的睡眠與規律減壓的生活方式，生活上盡量保持正面愉快的心情，避免熬夜，早點睡、早點起床曬曬太陽。
- ☑避免抽菸、飲酒，不要暴飲暴食。

▼高血壓的「藥物」治療

當透過非藥物的方式已經無法將血壓控制住時，醫師可能會建議開立降血壓藥物來幫忙控制血壓。值得一提的是，許多高血壓民眾擔心長期服用降血壓藥物會導致洗腎，這是相當錯誤的觀念，**高血壓沒有獲得良好控制，才會導致腎功能快速退化**，而服用降血壓藥物並不會造成腎功能衰退，反而可以保護腎功能，因此務必依照醫囑好好控制血壓。

常用的降血壓藥物可分為「ABCD」四大類，以下簡單介紹：

- **A類**：主要分成兩類，第一類是血管張力素轉化酶抑制劑 (ACEI)，第二類是血管張力素第二型受體阻斷劑 (ARB)，是目前臨床治療的第一線建議用藥。
- **B類**：乙型交感神經阻斷劑 (*β*-blockers)。心臟衰竭和冠心症所誘發之神經荷爾蒙變化，包括腎素血管張力素系統、交感神經系統的改變。這些活化之神經荷爾蒙系統可能是人體面臨危難時之自衛反應，然而，其代價卻是造成心臟血管功能和結構進一步惡化。許多大型臨床研究試驗已經證明，使用乙型交感神經阻斷劑可以有效減輕這些神經荷爾蒙之作用、改善心臟功能。特別是在心臟衰竭或是冠心症的病人身上，醫師會優先選擇乙型交感神經阻斷劑作為第一線的降血壓藥。
- **C類**：鈣離子阻斷劑 (Calcium-channel blockers)。鈣離子阻斷劑是另一類常用的降血壓藥物，臨床治療效果優異且副作用不多。這類藥物透過阻斷血管平滑肌細胞膜上的鈣離子通道，使細胞內鈣離子濃度降低、血管平滑肌舒張，進而達到降低血管阻力與血壓的效果。

副作用：足部水腫、心悸、臉部潮紅、頭痛、噁心、腸胃不適、皮膚搔癢出疹。

其中常常困擾病人的足部水腫，新一代的鈣離子阻斷劑發生率遠低於傳統鈣離子阻斷劑。

・**D類**：Thiazide 類利尿劑。這類藥物主要影響電解質的再吸收，藉由尿液排除鈉離子以達降血壓的目的。對於年紀較大、治療前收縮壓和脈壓差較高，或有水腫的病患反應良好，是相當適合老年性高血壓的降血壓藥物。

常用的降血壓藥物

	種類	說明	服用須知
A	**血管張力素轉化酶抑制劑**	臨床治療的第一線建議用藥，特別是在保護心血管與預防心臟衰竭等併發症的發生	血管張力素轉化酶抑制劑會增加緩激肽(Bradykinin)的水解，緩激肽是一種血管舒張劑，因此也能達到降壓的效果。但可能會引起乾咳副作用，尤其華人的比例偏高
	血管張力素第二型受體阻斷劑	血管張力素第二型受體阻斷劑可直接抑制血管張力素 II 受體，促使血管舒張，有效降低血管阻力與降血壓，而且有保護器官（如腎臟）的效果	由於 ACEI 容易引起乾咳，而 ARB 類降血壓藥較少發生乾咳等副作用，加上降壓效果同樣穩定，因此常作為 ACEI 的替代藥物
B	**乙型交感神經阻斷劑**	除了用於治療高血壓外，乙型交感神經阻斷劑也有治療心律不整、預防心臟衰竭惡化、降低冠心症再度發作的風險等用途	副作用包括：容易疲倦、憂鬱、增加糖尿病風險、甚至可能會影響性功能。另外，有氣喘或心臟傳導系統問題的人，也應避免或小心使用這類藥物

	種類	說明	服用須知
C	**鈣離子阻斷劑**	分為 DHP 和 non-DHP 兩大類。DHP 類鈣離子阻斷劑對老年患者有很好的降壓效果，且幾乎可以與每類高血壓藥一起併用；而 non-DHP 類的鈣離子阻斷劑會使冠狀動脈放鬆，同時降低心跳，所以也有治療心絞痛、心律不整的效果	副作用包括：頭痛、噁心、便祕、下肢水腫等，而 non-DHP 類的鈣離子阻斷劑會減少心臟收縮力，因此使用在心臟衰竭（左心室收縮功能不全）的病人身上需特別小心。另外，鈣離子阻斷劑主要是經由肝臟中的 CYP3A4 酵素代謝，若同時使用抑制 CYP3A4 酵素的藥物或是食用葡萄柚，會延長鈣離子阻斷劑的代謝時間，增加其毒性及副作用發生之風險
D	**利尿劑**	藉由阻斷腎小管功能，將人體中水分排掉，讓血液的體積變小，血液總體積縮小後，血管的阻力減弱，就能降低血壓	除了保鉀型利尿劑外。其他利尿劑若長期服用，必須注意電解質不平衡（低鉀或低鈉）的發生，可能引起小腿肌肉抽筋，長期使用也應注意血糖的耐受性變差，可能導致血糖偏高。一般利尿劑建議在早上吃，因為晚上服用利尿劑會想上廁所，影響夜間睡眠

不同的醫師會有不同的開藥習慣，但大多數會根據以下原則來選擇降血壓的藥物：

小於65歲的中年人，首選藥物為A類（ACEI或ARB）；而大於65歲的人，則可能先採用能擴張血管的C類（鈣離子阻斷劑）或D類藥物。降血壓藥物選擇需與醫師溝通，若是高血壓合併糖尿病的病患，A類藥物除了有效降壓外，更能預防糖尿病腎病變的發生，有保護腎臟的效果。如果只使用一種藥物仍無法控制住血壓，此時可考慮合併兩種藥物，如A類加C類或A類加D類。

特別的是，目前國內外已有不少藥廠生產複方降血壓藥物。所謂複方藥物，就是在一顆藥物裡同時含有兩種不同降血壓藥物的成分，甚至含有三種降血壓藥物成分，藥廠在製作上將數種藥物合併成一顆，不但**可以使病人的服藥顆數減少，增加服藥順從性，其療效有時更優於分開服用單一成分的降壓藥物**。

但如果使用三種藥物還無法使血壓降至理想值，則須併用多種降血壓藥物。若還降不下來，就要考慮「**次發性高血壓**」的可能，如腎上腺皮質醛酮瘤所造成的高血壓，此時要測血中腎素和皮質醛酮值來診斷，或利用超音波或電腦斷層來檢測兩側腎動脈是否有狹窄情形。如果診斷結果沒有次發性高血壓，但血壓仍降不下來，此時除A加C加D外，可再併用甲型交感神經阻斷劑（α-blockers）或B類乙型交感神經阻斷劑，或加上其他中樞作用藥物同時來控制血壓，這部分可以請心臟專科醫師來處理此臨床狀況。

另外要注意的是，甲型交感神經阻斷劑（α-blockers）這類藥物能使平滑肌鬆弛，可改善攝護腺肥大的病患急尿頻尿的症狀，同時也能擴張血管，使血壓下降。但除非是高血壓合併攝護腺肥大，否則這類藥比較不適合當作降血壓的首選藥物。使用這類藥物的副作用，可能會有「**姿態性低血壓**」，建議起床起身時不要太過匆促，以免因為姿勢突然改變引發頭暈、噁心等症狀。

專欄

高血壓治療的迷思

許多高血壓病患對於治療常有一些疑惑，我們就來談一談關於高血壓治療上的迷思。

Q：高血壓患者是否需終身服藥？

A：這是剛被診斷為高血壓的患者最常詢問的問題之一，高血壓是慢性疾病，隨著年紀增加，血壓也會隨之增加，因此大多數高血壓病患須終身服用高血壓用藥。但服用降血壓藥物只是治療方法之一，平時仍可以靠運動、飲食控制及良好的生活習慣來降低血壓。如果降低血壓效果不錯，可以嘗試減少藥量。但如果已經盡力調整生活習慣，規律運動也不熬夜的人，測量血壓仍偏高，一般需要長期藉由降血壓藥物來控制血壓。

Q：服用降血壓藥後，若血壓正常是否可以自行停藥？

A：控制血壓需規律服藥，驟然停藥可能發生危險。降血壓藥一定要持續、規律的服用，藥效才會穩定，如果因為血壓暫時降下來就停止服藥，不但會增加醫師調整藥物的難度，還會讓血壓起伏更大，反而引發其他副作用。如果血壓降低，可以減少藥物種類或劑量，但調整藥物的過程仍須與門診醫師討論。

Q：服用降血壓藥物會引起腎臟功能損壞？

A：事實上是相反的，規律用藥良好控制血壓，可以讓患者腎功能維持得更好。高血壓藥物在醫師的處方下使用，並不會傷害腎功能，尤其是目前降血壓藥都屬於長效型，使用上副作用更少。如果**血壓長期偏高，反而容易讓腎臟受到損傷**，出現尿蛋白。

本節重點整理

高血壓是造成心臟病、中風、腎臟病最主要的原因之一，而良好的血壓控制是避免日後發生心血管疾病非常重要的方法。簡單預防心血管疾病的第一要務，就是居家血壓測量，在近年來越來越受到重視，具有價格低廉和執行方便的特性，對於心血管疾病預後的影響相等或甚至優於診間血壓的測量，同時也可以改善治療品質和增加病患對於高血壓藥物治療的順從性。

除了清楚知道自己的血壓值並加以控制，對高血壓病人來說，定期就醫及規律服藥，維持健康的生活型態，更是幫助血壓控制的重要關鍵。一部分的高血壓病患確實可以透過飲食與運動讓血壓下降，但大部分的高血壓患者其實是無法透過飲食與運動來達到血壓的良好控制，因此，當生活方式已經調整但仍無法將血壓降低，就可能要和醫師討論是否開始服用降血壓藥物。總而言之，高血壓患者務必要按時服藥，規律測量血壓，同時配合醫師醫囑，**切勿自行停藥或服用他人的降血壓藥物**，同時趁早調整生活方式。

03 動脈血管硬化的主因——高血脂

另外一個重要且常常被忽略的心血管疾病危險因子就是高血脂，我們都知道膽固醇偏高會增加心血管疾病發生的機會，但為什麼膽固醇偏高會造成心血管疾病？又該如何預防呢？以下我們就來談談這個重要的問題。

▼什麼是膽固醇？

膽固醇是存在於人體細胞中的複合脂質，主要有兩個生成來源，其中三分之一是由**食物**獲得，經腸胃道吸收進入血液中；另外三分之二則是在**肝臟**合成。

膽固醇其實是人體內維持細胞完整不可缺少的物質，**是組成細胞膜的主要成分，在維持細胞膜功能運作上扮演重要的角色**，也是合成荷爾蒙、維他命D與膽酸的重要原料，並不完全是壞東西。大致而言，膽固醇可分為**低密度脂蛋白膽固醇**(LDL-C)及**高密度脂蛋白膽固醇**(HDL-C)兩種。低密度脂蛋白膽固醇一般視為不好的膽固醇，高密度脂蛋白膽固醇則被視為好的膽固醇，會將膽固醇從周邊組織輸送到肝臟代謝儲存。

▼高血脂如何定義？

高血脂症是指血液中的膽固醇、三酸甘油脂增加，血脂異常升高，不論是高膽固醇血症、高三酸甘油脂血症或兩者合併，皆是造成動脈血管硬化的主因，都會增加罹患冠狀動脈心臟疾病的機率。

但究竟血清中膽固醇多少時視為偏高呢？這個問題**沒有固定的答案**，原因是必須根據每個人不同的風險情況來定義。對於一般心血管風險不高的病患來說，如果總膽固醇大於240毫克／分升，即屬偏高，容易產生動脈硬化。另外，如果低密度脂蛋白膽固醇在160毫克／分升以上，或高密度脂蛋白膽固醇在40毫克／分升以下，也容易發生動脈硬化的疾病，如狹心症、心肌梗塞，以及腦血管梗塞等。

▼高血脂症容易造成動脈硬化

膽固醇（特別是壞的膽固醇）或三酸甘油脂濃度升高時，容易造成血管內皮細胞功能異常。脂蛋白可自由出入血管壁，當血液中脂蛋白濃度過高時，脂蛋白（含膽固醇等）容易堆積在動脈血管壁內層，引起局部發炎反應，吸引單核球沾黏進入血管內層，變成巨噬細胞吞噬堆積的脂肪。吞進脂蛋白的巨噬細胞會開始堆積在血管壁中，形成黃色黏稠的斑塊，形成所謂的粥狀硬化斑塊。巨噬細胞還會分泌一些細胞激素，持續刺激血管壁上平滑肌細胞增生，使粥狀硬化斑塊纖維化，加速動脈硬化，斑塊逐漸變大使血管管腔變小，血液流通困難。粥狀硬化斑塊有時會被血流衝擊產生裂隙，在該局部形成血塊，堵住血管而產生嚴重的心肌梗塞等病變。

動脈硬化病灶好發於全身血管，最常發生的部位為心臟冠狀動脈、頸動脈及腸骨動脈。病灶若發生在腦部，會造成腦梗塞、腦出血（俗稱腦中風）。阻塞發生在腎臟血管，會造成腎動脈狹窄與腎性高血壓、腎衰竭，若發生在下肢動脈，會出現間歇性跛行與周邊血管疾病。病灶若發生在心臟冠狀動脈，血管壁會因阻塞而血流減少，發生心肌缺氧，出現心絞痛等症狀，若完全阻塞血管則會造成急性心肌梗塞。

血管動脈硬化其實是潛伏期很長的慢性發炎疾病，從年輕時就會慢慢發生，**不是老年人獨有或是年紀大才會發生的疾病**，因此更需要瞭解哪些原因容易造成高血脂，並在生活中盡量避免。

▼造成高血脂的原因

1. 先天性原因：有一部分的高血脂症和遺傳體質有關，病人的膽固醇平衡機轉出現問題，肝臟產生過多膽固醇卻無法正常排除，導致病人血液中低密膽固醇濃度過高。

2. 後天性原因：常見的原因包括：糖尿病、腎臟病、肝病、甲狀腺功能過低、藥物或抽菸等，以及飲食中攝取過多的飽和脂肪酸或膽固醇（更多資訊可參考附錄〈食物中的膽固醇含量〉）。

「膽固醇」、「三酸甘油脂」參考值

	理想值	警戒值	危險值
總膽固醇	< 200 mg/dL	200-240 mg/dL	> 240 mg/dL
低密度脂蛋白膽固醇	< 130 mg/dL	130-160 mg/dL	> 160 mg/dL
高密度脂蛋白膽固醇	> 40 mg/dL	35-40 mg/dL	< 35 mg/dL
三酸甘油脂	< 200 mg/dL	200-400 mg/dL	> 400 mg/dL

註：凡男性 40 歲、女性 55 歲以上、有糖尿病、高血壓、心臟病家族史、低密度脂蛋白膽固醇 > 130 mg/dL……等危險因子越多者，其血脂值應保持越低、越接近理想值。

高血脂的治療

1. 食物療法

避免暴飲暴食與減少攝取膽固醇含量過高食物，同時積極控制體重與戒菸，是治療高血脂症的首要方法。

2. 藥物療法

一般適用於三到六個月食物療法仍無法降低膽固醇的病患，市面上有許多藥物。另外，近年來也有針劑型降膽固醇藥物（PCSK9抑制劑），兩個禮拜注射一次，可以降低低密度膽固醇55至60％，是非常有效的降膽固醇藥物。

3. 其他療法

規律運動可以使血液中高密度脂蛋白膽固醇升高，對血管有益，也可以降低三酸甘油脂。另外，對於嚴重的家族性高膽固醇血症的患者，如藥物無法有效降低低密度膽固醇，可以與醫師討論，或許可以嘗試用血漿分離法 (plasma LDL phoresis) 把低密度膽固醇自血液中移除。

究竟膽固醇要控制到多低才適當？答案其實因人而異，**建議的目標會根據每個人心血管風險，或擁有幾個危險因子而改變**。如果沒有心血管疾病，也沒有危險因子，低密度脂蛋白膽固醇建議最好在160毫克／分升以下；如果沒有心血管疾病，但有高風險危險因子，如糖尿病、慢性腎病變或低密度膽固醇曾經超過190毫克／分升以上，則建議低密度脂蛋白膽固醇控制在100毫克／分升以下；如果已經證實有心血管疾病，或已經置放心臟血管支架或接受過心臟冠狀動脈繞道手術患者，低密度脂蛋白膽固醇則要嚴格控制在70毫克／分升以下。對於極高風險病患（一年內發生過兩次心肌梗塞患者），低密度脂蛋白膽固醇甚至建議要控制在55毫克／分升以下。

對於風險越高的患者來說，膽固醇越高，得到血管動脈硬化與心血管疾病的機率也越高，因此有一個和膽固醇治療相關的口號："The lower, the better. The earlier, the better."（膽固醇控制建議「**越低越好，越早越好**」。）

血管清道夫——高密度膽固醇

高密度膽固醇可以有效率地清理細胞內的膽固醇，包括堆積在血管裡面的低密度膽固醇，避免血管斑塊形成，進而降低心血管疾病的風險。但這裡還是要破除一項迷思，那就是**運動雖然可以增加高密度膽固醇的濃度，但無法抵銷低密度膽固醇對血管的傷害**。我們可以將運動視為心血管的「保護因子」，它像垃圾車一樣將壞膽固醇帶走，但這**一好一壞並無法抵銷**，因為我們無法確定高密度膽固醇能將所有壞膽固醇都帶走。

這概念就像你得到了肺炎，多喝水雖然可以促進新陳代謝，但仍無法取代抗生素的作用；假設病患已經放置心臟支架，那麼想單純仰賴運動與飲食控制降低膽固醇數值的效果就很有限，大部分患者還是要靠降膽固醇藥物維持。

▼該不該服用降膽固醇藥物？

大約一百多年前，俄國科學家 Nikolay Nikolaevich Anichkov 就說過一句很有名的話：「沒有膽固醇就沒有動脈硬化。(There is no atherosclerosis without cholesterol.)」以現在的角度來看，特別在當時沒有太多科學實驗證實的時空背景之下，這句話雖不是百分之百正確，但也是真知灼見。三十多年下來，許多科學與大型臨床實驗均證實，**血液中膽固醇偏高與心血管疾病有明顯正相關**，而利用降膽固醇藥物降低膽固醇，心血管疾病風險可以明顯下降，而已經罹患心血管疾病或是高風險病患（糖尿病、慢性腎功能不全、低密度膽固醇超過190毫克／分升以上等），越能從膽固醇下降中得到好處，所以一定要遵守醫囑服藥，好好將膽固醇數值降低到建議目標以下，但如果風險較低，不屬於上述高風險病患，可以先嘗試非藥物控制，經過三個月飲食控制仍沒有辦法達成建議目標者，再來和醫師討論是否應該服用藥物。但若是有家族史，或是血管影像檢查已有鈣化現象者，就建議以藥物積極治療，並定期追蹤膽固醇數值。

如果病人在藥物治療期間出現身體不適的狀況，應立即向醫生和藥師提出。病人也應該**養成常備自己完整的藥物記錄的習慣**，可在求診時出示予醫生和藥師參考，以減少出現藥物治療不良相互作用的機會。

常用的降膽固醇藥物

種類	說明	服用須知
史他汀類 (Statins)	目前臨床證據最多，最被廣泛使用的降膽固醇藥物	常見的副作用有輕微的腸胃不適、皮膚出疹和失眠。此外，史他汀類藥物會影響肝功能，所有病人在開始服用史他汀類藥物之前和之後，都需定期接受肝功能的測試
微纖維酸類 (Fibrates)	能有效減低三酸甘油脂，但對於降低密度膽固醇的效果不是太理想	常見的副作用有輕微的腸胃不適、頭暈、皮膚出疹。此類藥物應避免用於腎功能差和有甲狀腺功能減退的病人
膽酸結合劑 (Bile acid sequestrants)	目前在臨床上已經很少使用，雖能有效防止低密度膽固醇重新吸收和提高低密度膽固醇排出體外，但有可能會增加體內的三酸甘油脂	無法在腸內被吸收，常見的副作用是腸胃不適和便祕／腹瀉，且會阻礙油溶性維他命的吸收
煙酸類 (Nicotinic Acid)	能減低低密度膽固醇和三酸甘油脂，更可以提高血液內高密度膽固醇，對治療高血脂症非常有效	會出現難以忍受的臉部通紅、皮膚痕癢和腸胃不適等副作用，故已不常作降膽固醇之用
膽固醇吸收抑制劑	能減低腸道對食物膽固醇的吸收，許多藥廠將此藥物和史他汀類做成合併藥物錠劑	常見的副作用有腹瀉、腹痛、頭痛等

▼高血脂患者的生活保健

☑維持良好均衡的飲食習慣：避免或減少攝食「高膽固醇、高飽和脂肪酸」食物，如動物的皮（豬皮、雞皮）、油脂、內臟、未去油的肉湯、奶油等。「三酸甘油脂」過高者，也應注意適量攝食含高澱粉的蔬菜或五穀類（馬鈴薯、玉米、米飯、麵）、過甜的食物、油炸物、酒類、核果類（花生、瓜子、腰果、核桃）。炒菜油脂不宜過量，並採用含「不飽和脂肪酸」的油脂，如大豆油、玉米油等。

☑避免肥胖，維持適度的運動：高血脂症會加速血管動脈硬化，若再加上體重過重，會更加重心臟血管的工作負擔。適度的運動可以提高血中好的膽固醇（高密度脂蛋白膽固醇），降低三酸甘油脂，同時增加心、肺、血管、肌肉的功能，也可幫助控制體重。

☑戒菸：吸菸所得到的尼古丁及二氧化碳增加，是造成心臟血管硬化的危險因子。根據研究，戒菸之後可增加血中好的膽固醇，減少動脈硬化的機率。

★本節重點整理

高血脂症是心血管疾病的大敵，一定要多加留意自身膽固醇與三酸甘油脂的數值高低，不要等到血管嚴重鈣化或產生血管動脈硬化斑塊才開始控制，而且心血管疾病不是老年人專有的疾病，從年輕時就要留意。

記住，**健康的生活方式絕不能代替藥物治療**。如果經醫師建議應該服用降膽固醇藥物，特別是高風險病患，或是心臟已經置放血管支架或接受心臟繞道手術患者，就應該配合醫師積極用藥，如此才可以使治療達到最理想的效果。

04 全身血管系統的殺手——高血糖

根據流行病學的調查，罹患糖尿病患者有高達三分之二死於心血管疾病。隨著人口老化和生活型態及飲食的改變，許多流行的西式與速食飲食，使得近年來糖尿病已經高居國人十大死因之一。其中九成以上屬於非胰島素依賴型，又稱為「第二型糖尿病」，多好發於40歲至50歲以後，故又稱為「成年型糖尿病」。

許多糖尿病病人在發病的早期其實並沒有什麼特別的症狀，如果沒有定期去接受抽血檢查的話，常常無法提早診斷出來。美國糖尿病學會在二〇一〇年的報告，有高達三分之一的人口為糖尿病前期（prediabetes），其中8.5％則被診斷出有糖尿病。有糖尿病，代表血糖值已經超標；而糖尿病前期，代表血糖已經略為升高，而且體內的胰島素已經開始升高來應付身體日常代謝，這時期也就是所謂「胰島素阻抗」，代表我們的身體對血糖的控制已開始出現混亂。然而，大部分民眾大多要等到糖尿病發時才會發現，像是出現吃多、喝多、尿多或體重減輕等症狀，此時早已錯過了治療的黃金時間，甚至可能造成身體許多器官出現問題，如慢性腎病變或急性心肌梗塞等嚴重問題。

值得注意的是，糖尿病所帶來的慢性併發症包括全身血管系統病變，如視網膜病變、腎臟病變、神經病變，以及動脈硬化，一旦病情控制不佳，容易引起心臟病、中風，甚至造成失明、洗腎和截肢。

造成糖尿病的原因——代謝症候群

代謝症候群其實就是肥胖與糖尿病前期的綜合體，當身體處於過度肥胖與血糖開始升高，就表示細胞或組織已經對胰島素產生阻抗，也就是胰島素敏感度降低，胰島素在周邊組織或細胞無法發揮作用、有效率地利用血糖，導致血液中的葡萄糖無法進入細胞，胰臟必須分泌更多的胰島素來幫助血糖降低，造成高胰島素血症，經過一段時間就會引發第二型糖尿病。

糖尿病的診斷標準

糖尿病的診斷不是檢測尿液，而是抽血確認血糖值。我們該如何從自己的健檢數值判別是否有血糖異常呢？以下將逐一介紹抽血檢測的重點項目：空腹血糖、空腹胰島素與糖化血色素。

1. 空腹血糖

若檢測空腹血糖達100毫克／分升，即屬於糖尿病前期，建議最好三至六個月定期追蹤觀察，若**抽血兩次血糖值都超過126毫克／分升**，即可診斷為糖尿病，建議應嚴格控制飲食與多運動，若血糖持續偏高便會建議開立藥物。對很多人來說，當空腹血糖被檢驗出糖尿病常常已是延遲治療。有可能血糖上升已經有一段時間。

2. 空腹胰島素

空腹胰島素數值越高越表示已經出現胰島素阻抗體質，糖尿病前期血糖仍會在正常範圍內，所以若只檢測血糖，常會誤認為沒有問題。而當空腹胰島素「長期」維持在高數值時，胰臟分泌胰島素的細胞就會慢慢失去功能。

3. 糖化血色素

血色素是紅血球裡的蛋白質，主要功能是將氧氣帶到組織，並將二氧化碳帶離組織，當血液中的葡萄糖進入紅血球和血紅素結合後，就會形成糖化血色素(HbA1c)。通常葡萄糖與血色素結合後，就會一直維持這個狀態直到紅血球細胞衰亡。而紅血球的平均壽命約三至四個月，所以**糖化血色素反映的是過去二至三個月的血糖平均值**。若糖化血色素**檢測兩次皆大於6.5%以上**，即可診斷為糖尿病；若落在5.7至6.4%之間，則稱為糖尿病前期。一旦超過6.0%，就要趕快努力調整飲食與改變生活方式，使血糖、胰島素可以回到正常範圍。

在非懷孕的情況下，只要上述檢測項目有任何一項達標，即可診斷為糖尿病，但都需要重複檢測兩次以上。

而孕婦因為懷孕的關係，可能會因胰島素分泌不足和胰島素阻抗的情形，導致血糖升高，成為「**妊娠性糖尿病**」。妊娠性糖尿病指的是懷孕前沒有糖尿病，懷孕後才出現的糖尿病，也是**最具代表性的高危險妊娠疾病之一**，對母親和胎兒的健康都會造成威脅，一般建議在懷孕第24至28週時安排口服葡萄糖耐受試驗（Oral glucose tolerance test，簡稱OGTT），目前政府也將此試驗納入一般產檢補助項目。

糖尿病的診斷標準

正常血糖

- 空腹血糖：＜100 mg/dL
- 飯後血糖：＜140 mg/dL
- 糖化血色素：＜5.7%

糖尿病前期

- 空腹血糖：100-125 mg/dL
- 飯後血糖：140-199 mg/dL
- 糖化血色素：5.7-6.5%

糖尿病

- 空腹血糖：≧126 mg/dL
- 飯後血糖：≧200 mg/dL
- 糖化血色素：≧6.5%

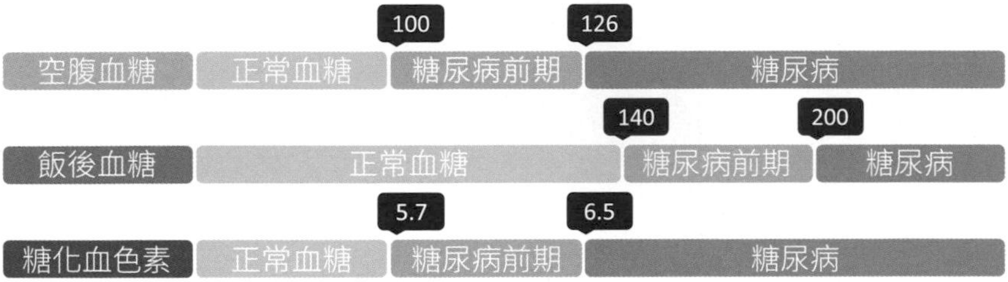

口服葡萄糖耐受試驗

受試前須空腹八小時以上，先抽血檢測空腹血糖值，然後再口服75公克葡萄糖溶液，經過兩小時後再檢測血糖，若測得的血糖值大於或等於140毫克／分升，就可能是罹患糖尿病。

▼糖尿病有哪些症狀？

除了典型的「三多」症狀（**吃多**、**喝多**、**尿多**），糖尿病還有一些次要症狀，隨著病情的加重，症狀也會越來越明顯。

- **容易飢餓**：由於無法充分利用血糖，因此身體內的細胞無法獲得充足的能量來源，造成患者需大量攝取糖分。
- **容易頻尿和口渴**：由於血糖上升而體內又無法充分利用，因此腎臟會將無法利用的過多糖分排到尿液中，連帶地也使大量水分從體內排出，使得病患覺得口渴而需要大量補充水分，導致頻尿且尿量多得異常。

・**短時間內體重下降**：一般人常常在大吃大喝中不知不覺就罹患了早期的糖尿病，可能會日漸肥胖，可是當糖尿病嚴重時，體重會快速減輕，這是因為血液中的葡萄糖無法充分利用，而過度攝取儲存於人體內的脂肪以補充熱能，所以身體會迅速消瘦，尤其是年輕人易有這種傾向。

・**容易疲倦**：糖尿病患者的身體因血糖代謝異常，很容易出現疲勞感，工作時無法持續與保持良好的精神狀態。例如，稍微快走或爬樓梯時，就覺得兩腿痠痛無力、疲累不堪，或是飯後感到倦怠等。

・**末梢神經症狀**：糖尿病患者容易出現手腳痲痺現象，甚至有疼痛感。這是因糖尿病引起的周邊神經病變，有時候會有不舒服的疼痛感，也容易夜間出現小腿抽筋現象。

・**視力模糊**：許多糖尿病患者常常是因為視力模糊、眼睛常常疲勞，經眼科醫師轉診到內科才發現罹患了糖尿病。糖尿病視網膜病變於中高齡的患者較多；而年輕人較易患白內障。

・**皮膚抵抗力變弱**：糖尿病患者受傷時易引起感染、長癤瘡、且傷口不易癒合。尤其是女性患者會有反覆陰道感染、尿道炎等婦科問題，都要小心是糖尿病徵兆。

．**小傷口不易癒合**：有時甚至會引發嚴重敗血症等全身感染症狀。

最後再強調一次，**許多糖尿病病患在疾病初期是完全沒有症狀的，定期檢測血糖值與糖化血色素才是確認有無糖尿病的最佳方法**。若出現以上症狀，應盡速接受醫師檢查。

▼糖尿病的併發症

糖尿病引起的各種慢性併發症，是糖尿病患死亡的主要原因，約60％的糖尿病病人是死於心血管疾病，因此及早診斷出糖尿病，同時良好控制糖尿病，是預防未來發生心血管疾病最重要的關鍵。

糖尿病造成的血管病變主要分為**小血管病變**(Microvascular disease)和**大血管病變**(Macrovascular disease)。因為持續而難以控制的血糖會影響到人體動脈內壁，增加血管壁動脈硬化，也會引發心肌病變，造成心臟功能退化與心臟衰竭。

・糖尿病引起的小血管病變

主要會造成視網膜病變及糖尿病腎病變，這也是糖尿病人生活品質變差的一大主因。**視網膜病變**的機轉是因為長期血糖升高，使得血小板凝集力上升，造成視網膜微血管受損，引起微血管局部膨大、滲漏、出血等現象，進而影響視力。**糖尿病腎病變**則是過濾血液的腎絲球產生病變，包括基底膜破壞流失和腎絲球壓力的提高，若最終演變為末期腎臟病變，就需要透析治療，即所謂的「洗腎」。

・糖尿病引起的大血管病變

糖尿病所引起之大血管病變則是造成病患死亡的主因，包括冠狀動脈血管疾病（急性冠心症）、腦中風及周邊動脈疾病。糖尿病病人罹患冠心症的風險約為一般人的兩倍以上。而糖尿病的病人由於常合併有高血壓、血脂異常及肥胖症（即前面提到的「代謝症候群」），這些都會加速粥狀動脈硬化的產生。另外，長期血糖過高也會引起血管內皮細胞功能異常、促進系統性的發炎反應，以及讓動脈內的斑塊變得不穩定與形成血栓。

▼糖尿病相關心血管疾病併發症的預防和處理

☑糖尿病同時合併高血壓的病人，需積極控制血壓。英國追蹤長達九年的糖尿病研究顯示，若收縮壓血壓可下降10毫米汞柱，則糖尿病併發可以減少12％，同時心肌梗塞的發生率也可以減少15％。因此積極控制血壓對糖尿病病人有明顯的幫助。

☑糖尿病患者常常伴隨三酸甘油脂偏高、高密度膽固醇（好的膽固醇）偏低及低密度膽固醇（不好的膽固醇）增加，甚至有研究發現，糖尿病病患的低密度膽固醇型態會比沒有糖尿病的人更小，**更容易侵入血管壁**，使糖尿病患者較容易有動脈硬化的危險，因此一定要積極用藥治療，將低密度膽固醇控制在100毫克／分升，甚至70毫克／分升以下，以減少血管動脈硬化與心臟病發作的機會。

☑糖尿病病患若還有抽菸習慣會更加速血管動脈硬化，增加心臟病的發病機會，而透過戒菸可明顯減少其危險。

☑糖化血色素每增加1%，就會使心臟病的相對危險增加一．二倍，因此糖化血色素的控制可以減少微血管病變的發生。而血糖的控制，也可以減少急性心肌梗塞的併發症，同時在感染的控制以及傷口的癒合均有良好的反應。

對於糖尿病造成心血管疾病危害的預防之道，除了積極控制血糖外，必須同時透過多方面的防治才能減少發病，其中生活習慣的調整相當重要，例如，減少高油脂飲食習慣，加上規律適當的運動、戒菸等，良好控制血壓，均可以使糖尿病病人減少心血管疾病的風險。一些藥物的治療，如血壓藥、血脂藥、血糖藥、阿斯匹靈，對罹患糖尿病的病人減少心血管疾病風險都有很大的幫助，此部分藥物的使用應與醫師討論，不建議由病人自行決定與停藥。

▼糖尿病患者的飲食原則

儘管食物不是導致葡萄糖上升的唯一因素，但是飲食內容確實會對血糖、膽固醇和血壓產生重大影響，也會影響個人的整體健康。糖尿病患者更需要瞭解與注意飲食內容與型態。實際上，糖尿病飲食就是一種健康、愉悅的飲食，瞭解吃哪些食物會對身體形成哪些影響，這一點非常重要。

我們將糖尿病患飲食原則整理如下：

1. **避免食用過多高GI飲食**：GI值是「升糖指數」，指的是吃下去的食物造成血糖上升快慢的數值指標。以食用100公克葡萄糖後兩小時內的血糖增加值為基準（GI值等於100），以此判斷食物的GI數值。GI值越高的食物，通常消化越快速，越容易使血糖快速上升，如白飯、白吐司、洋芋片、鬆餅、巧克力、蛋糕等，通常加工程序越多的食物，GI值越高。GI值較低的食物，則會緩慢分解，血糖也會緩和上升，較容易有飽足感，如蘋果、燕麥、優格。

2. **三餐正常飲食**：按照固定間隔進食有助於控制飢餓感，同時防止因過度飢餓在一餐裡吃得太多，且平均分配食物內容有助於防止血糖過高及過低。有些人會刻意改為兩餐，但一次分量常常太多，這樣對於血糖控制一點好處都沒有。

3. **留意碳水化合物的搭配**：每次進食正餐及點心時，務必平均分配全天的碳水化合物攝入。

4. **根據糖尿病藥物的作用時間安排進食**，讓藥物發揮最好的效果。

5. 避免飯後立即食用大量甜點與水果：若要食用可以安排在餐與餐中間攝取，甜點與水果也不宜過量。

☞ 控制糖分攝取總量

碳水化合物中的糖分及澱粉是我們飲食的主要成分，也是我們能量的主要來源，而糖尿病患者的飲食重點就是要控制糖分攝取總量。若飲食中的碳水化合物攝取過多，可能會導致血糖過高。因此限制每餐的碳水化合物攝入總量，這一點在糖尿病患的飲食原則非常重要。

在討論糖的課題時，我們得先瞭解一般人一天糖攝取量應低於多少才能維持健康。根據世界衛生組織（WHO）建議，糖的攝取量在總熱量的10％以下，甚至低於總熱量的5％將更為理想，若以成人每天攝取兩千大卡計算，則來自糖的熱量應低於兩百大卡，也就是每天糖攝取量不可超過五十公克，雖說這是一個不易達成的目標，但是若攝取過多，會增加罹患肥胖、代謝症候群、糖尿病和心血管疾病的風險。而根據世界衛生組織對於糖攝取量的規定，每日攝取兩千大卡的成人，每天攝取來自包括食品或飲品製程中額外添加的糖分及天然存在於蜂蜜、糖漿、果汁及濃縮果汁的糖分應該低於五十公克。但一般飲食中水果及牛奶等所含的天然糖分並不包含在內。所以當我們準備購買含糖飲料、三合一咖啡、手搖飲等飲品時，可能要看一下所含的糖量，確認是否會讓一天的糖攝取量超標。

☞糖尿病患者應減少攝取或避免的食物

- 富含精緻糖的食物和飲料，例如：汽水、可樂、養樂多、罐頭水果、果醬、蜜餞、冰淇淋、各種中西式甜膩糕餅點心等。
- 富含油脂（尤其是飽和脂肪酸）的食物：動物性脂肪，如豬油、牛油、奶油、五花肉、蹄膀等。任何油炸、油煎、油酥等油膩食物，以及椰子油、棕櫚油、氫化奶油及所製的糕餅點心。
- 太鹹與過度加工的食物：醃漬品、醬菜、罐頭等。
- 高熱量與富含植物性油脂的食物：花生、腰果、核桃、瓜子等堅果類或核果類，可以適當食用但不建議每日大量食用。

・膽固醇過高的食物：如內臟類（腦、肝、腰子、心臟）、蟹黃、魚卵、蝦卵、魷魚、明蝦、花枝等。

☞糖尿病患者可正常均衡攝取食物

・主食類：建議食用全穀類、芋頭、地瓜、馬鈴薯等應列入主食類代換。
・奶類：以低脂、脫脂牛奶為主。
・魚、肉類：瘦肉部分應遵照飲食計畫食用。
・蛋類：若血液膽固醇濃度過高，每週以不超過三至四個蛋黃為原則。
・豆製品：指黃豆製品。
・蔬菜類：應充分攝取，以新鮮蔬菜為主。
・水果類：遵照飲食計畫食用，以甜味較低的水果種類作為優先選擇，且適當控制攝取量。

除了注意飲食的內容外，另外一個大家容易忽略的重點就是吃飯的「速度」，一定要「慢一點」，不要五到十分鐘就吃完一頓正餐。養成細嚼慢嚥的習慣有許多好處，因為食物經過嘴巴仔細咀嚼，才進到胃裡去，每一口食物都有間隔大約三十秒至一分鐘的時間，才能及時反映飽足感，抑制大腦中樞神經不再攝取食物，且可減輕腸胃消化的負擔。而飯後去散散步，消耗一些血糖，也是不錯的方法。

專欄

「生酮飲食」到底好不好？

生酮飲食（Ketogenic diets）是前陣子很夯的一種飲食型態，特別是用來減重。這是一種**高脂肪、低碳水**的飲食方式，一天不吃超過五十公克的醣，或**將碳水化合物控制在一天總飲食量的5至10%以內**，並以大量的脂肪、蛋白質取代醣類。葡萄糖是我們體內細胞主要的能量來源，生酮飲食的原理，便是刻意減少醣類攝取，當身體缺乏葡萄糖時，肝臟就會開始消耗脂肪，產生「酮體（ketone）」作為人體的替代能源，因此許多人會以生酮飲食當作減重的主要飲食內容。臨床研究指出，採用生酮飲食六個月後，比起低脂飲食法多瘦約2公斤。生酮飲食雖然能讓糖尿病患者的血糖短期獲得較佳的控制，但**長期食用可能導致血脂異常，因此不建議長期採用**。

此外，完全不建議嘗試採用生酮飲食的族群包括：第一型糖尿病患、孕婦、罹患重病或腎臟病患等，否則可能出現嚴重併發症。

生酮飲食營養攝取比例

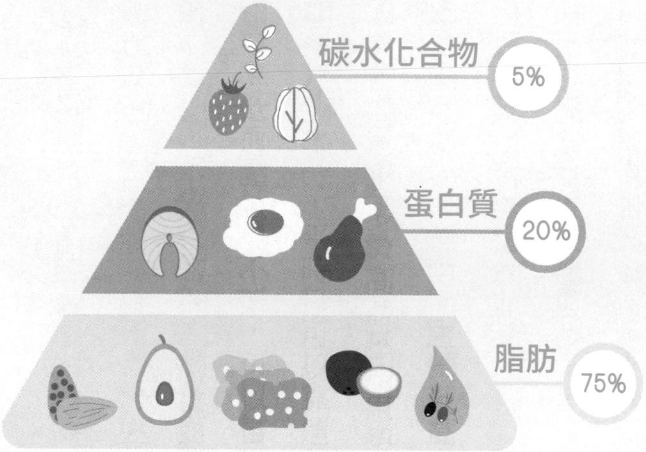

▼糖尿病的「藥物」治療

糖尿病患者中，大約有90至95%的病患屬第二型糖尿病，而第二型糖尿病人可以藉由改變生活型態，包括：調整飲食內容、定時規律運動、合理控制體重等來幫助血糖下降，但是只有一小部分的糖尿病患者可以不靠藥物達到血糖控制目標。

治療第二型糖尿病人的藥物，除了胰島素外，還有五大類口服降血糖藥物可以選擇。口服降血糖藥物本身不是胰島素，而是藉著各種不同機轉，其中包括減少身體對胰島素的阻抗性、刺激胰臟分泌胰島素，或減緩腸胃道對糖分的吸收等方式來控制血糖濃度。臨床醫師會依據糖尿病人身體的狀況給予一種或多種口服藥物，或搭配胰島素治療，以達到最好的治療效果。

・**新一代降血糖藥SGLT2抑制劑**：SGLT2抑制劑主要作用機轉是透過抑制腎臟回收尿液中的葡萄糖，讓糖分經由尿液排出體外，進而達到降血糖的效果，也就是俗稱的「排糖藥」。然而SGLT2抑制劑除了可以降血糖之外，還會透過減少腎絲球壓力等機轉與心血管保護的作用，直接或間接達到保護腎臟與治療心臟衰竭的

常用的口服降血糖藥物

種類	說明	服用須知
雙胍類	目前最常使用的藥物為 Metformin，也是降血糖藥物中使用歷史最悠久的藥物之一，作用為促進細胞組織對胰島素的敏感性，減少肝臟生成葡萄糖與減少葡萄糖從腸道吸收	副作用包括：腹脹、腹瀉，這些症狀往往只是暫時的，通常與食物一起或餐後服用，就能減少消化道副作用。另外，若有**慢性腎臟疾病**（腎功能不佳）或**充血性心臟衰竭病史**的民眾不宜使用此類藥物，請主動提醒或告知醫生
磺醯尿素類	常用的降血糖藥物之一，主要作用為刺激胰臟 β 細胞分泌更多的胰島素，所以**建議用餐前服用**	最常見的副作用是低血糖，特別是老年人、食慾不好或併用其他降血糖藥物時。而磺醯尿素大部分在肝臟代謝，由腎臟或膽道排出，所以肝、腎功能嚴重不良者不建議使用
安息香酸衍生物	作用快速但是藥效短暫，因此都在用餐前立即服用，有助於控制飯後的高血糖	有低血糖的可能，但因為只有在血糖濃度高的時候才會刺激胰島素分泌，因此機率較低

種類	說明	服用須知
α－葡萄糖苷酶抑制劑	主要藥物機轉為阻止雙醣類分解成腸道可吸收的單醣類，減緩醣類在小腸吸收，此藥物**需在飯前服用**，飯後服用就會沒有效果	因為這類藥物的作用都在腸道，所以不良的副作用來自沒有消化的醣類造成的腹部脹氣、腹瀉等。若合併使用刺激胰島素分泌的藥物（如磺醯尿素類）產生低血糖時，應立即服用葡萄糖而不是一般的蔗糖，因為此類抑制劑會抑制糖分的分解吸收
胰島素敏感劑	主要降低周邊組織與肝臟細胞對胰島素的阻抗性，改善胰島素敏感性	可能的副作用有體重增加、水腫、腹瀉、頭痛等。使用時需追蹤肝功能，此外嚴重心臟衰竭的病人不建議使用

效果。若糖尿病患合併有心血管疾病，目前治療指引建議可優先使用在糖尿病患的血糖控制，同時降低未來發生心血管疾病的風險。

☞使用降血糖藥物，務必小心低血糖

當我們有家人或自身在服用降血糖藥物時，**最要小心的藥物副作用就是低血糖的發生**。低血糖會隨時發生在任何一位糖尿病患者身上，特別是一些需要嚴格控制血糖的病患，或者是血糖值起伏很大的病人。出現低血糖症狀的人，初期會有心跳加速、冒冷汗、頭昏、虛弱、發抖或突然間的情緒改變及行為改變，嚴重時會出現嗜睡、混亂、甚至昏迷。長期的糖尿病患，由於**對低血糖反應的機能受到破壞，所以可能處於低血糖狀態而不自知**，發生低血糖時若沒有立即處理，當血糖降低到某一程度，便可能發生昏迷，是極危險的情形。

糖尿病患者的血糖值應該根據個人的年齡、平日身體的狀況等因素，由醫師來訂定合理的血糖控制範圍，因此**血糖控制範圍每人都不相同**，例如，某個血糖範圍對一個年輕人是安全的，但可能對一位有其他內科問題的年長者就太低了。當你覺得有疑似低血糖症狀又無法測試血糖時，記住這簡單的規則：**有懷疑時就先治療**。輕微的低血糖若不及時處理，有可能進一步演變為嚴重的低血糖，會逐漸喪失意識，甚至造成病患死亡。

糖尿病患者通常在血糖降低時，可藉由口服補充一些含糖食物（糖果、果汁或糖水），低血糖症狀通常可在十分鐘內迅速獲得改善。糖尿病患可藉由經常測血糖值來學習確認低血糖的症狀，避免引發低血糖的情形來減少低血糖的發作。除了隨身攜帶糖片和最好備有緊急升糖素隨身包外，盡可能配戴糖尿病識別物件。朋友、親戚、甚至任何人都應知道低血糖的症狀及如何在緊急的情況下協助糖尿病患。

★本節重點整理

糖尿病是無法治癒的慢性病，一旦罹患，終其一生都不可疏忽血糖控制，以避免其威脅生命並嚴重影響生活品質。但被診斷出糖尿病也不須氣餒，因為目前有許多很好的降血糖藥物都可以用來控制血糖，同時維持很好的生活品質。此外，目前的證據顯示**全面性治療會比單純的血糖控制，更能大幅降低罹患心血管疾病的機**

率，因此積極控制血壓、血糖及膽固醇，是預防糖尿病患者發生心臟血管疾病最重要的原則。

第 2 章

生活習慣病的「終點站」

45 歲以上的「第二大死因」就是心臟疾病

「心血管疾病風險」檢測

- ☐ 男性超過 40 歲，女性超過 50 歲
- ☐ 輕微運動（如上下樓梯）便感到呼吸急促
- ☐ 常常感到胸悶、胸痛，甚至躺臥也會感到呼吸困難
- ☐ 有下肢腫脹、身體水腫等問題
- ☐ 有心臟病或腦中風等家族史
- ☐ 已被診斷出高血壓，或經判斷可能有此問題
- ☐ 已被診斷出血脂異常，或經判斷可能有此問題
- ☐ 已被診斷出糖尿病，或經判斷可能有此問題

打勾項目越多，代表心血管不良事件（心肌梗塞、心臟衰竭、腦中風）風險越大，請務必定期健康檢查，並配合醫師指示服用藥物。

01 狹心症

常常在新聞報導聽到某些名人，在運動或參加活動時猝死，其原因大多是心血管疾病造成的心因性休克，其中缺氧性心臟病所引發的「狹心症」（又稱為「心絞痛」）或心肌梗塞，是臺灣僅次於癌症的第二大死因，需格外注意和小心。狹心症有可能是急性心肌梗塞的警訊，因此當出現心絞痛現象時，務必諮詢專業的心臟科醫師，以避免憾事發生。

心臟的血液循環是由三條血管，即所謂的冠狀動脈負責血流供應。此三條冠狀動脈分布在心臟表面，然後細分支，再深入心臟內層。而狹心症便是由於這些血管發生阻塞或痙攣（通常是因為冠狀動脈疾病），使得血液流通不暢，心肌得不到足夠血流氧氣所引起。

▼狹心症有哪些症狀？

當心臟缺氧時，心肌就容易積聚乳酸，出現胸悶不適或呼吸困難的症狀，通常在運動或搬重物時發生，這就是典型的心絞痛。此種症狀初期可藉由休息得到緩解，但有時症狀會逐漸加重、頻率變多且持續時間更長，甚至連休息時也有心絞痛的現象，極有可能轉變為不穩定的心絞痛，這時就必須盡快至醫院的門診或急診治療。

▼狹心症患者的生活保健

☑天氣變冷時，須注意保暖。

☑避免過於激烈的運動或搬動重物，也盡量避免情緒過於激動，這些都可能引發不穩定心絞痛。

☑按時服藥，也務必定期回醫院診療，盡量避免缺藥或自行停藥。身邊隨時準備舌下硝化甘油[1]，而且必須是隨手可及，切勿在緊急時才開始找藥。

☑控制其他危險因子，包括：維持正常的血壓、體重、膽固醇，並且戒菸、多運動。

☑讓周遭親近的人明瞭病情，以便在緊急狀況時能有所應變。

★本節重點整理

民眾一旦出現胸悶或心絞痛現象，務必盡快請教專業醫師，不要覺得多休息就好而忽視相關症狀。對於狹心症之治療，必須同時治療其他造成狹心症之危險致病因素，如此，才能使治療得到最好的效果。

---

1 硝化甘油只是爭取就醫時間的急救用藥，作為緩解症狀使用，並無法治療疾病。此外，硝化甘油的藥效會讓靜脈回流到心臟的血液減少、血壓降低，若是血壓太低的病患誤食，可能會暈厥。

02 急性心肌梗塞

心肌梗塞的定義是因為冠狀動脈發生嚴重狹窄或阻塞，以致心肌無法獲得足夠的氧氣及營養，造成心肌缺血缺氧，最後導致心肌壞死。壞死的心肌影響了心臟功能，讓心臟收縮舒張功能變差，造成心輸出量[2]下降，即所謂的「心臟衰竭」。

季節的變化會影響急性心肌梗塞的發生率。在溫度日漸下降的秋冬季節，因為低溫的關係，使心臟血管容易產生收縮，會使已經生病狹窄的心臟冠狀動脈受到更大的影響。臺灣每年有近一萬八千人因急性心肌梗塞就醫，有三到四成病患到院前即死亡。而近年來，由於生活壓力大、常熬夜等因素，**心肌梗塞的好發族群不再只有中老年人，年輕人心肌梗塞的發病率也逐漸提高**。

2 指每分鐘心室輸出的血液量。

心肌梗塞示意圖

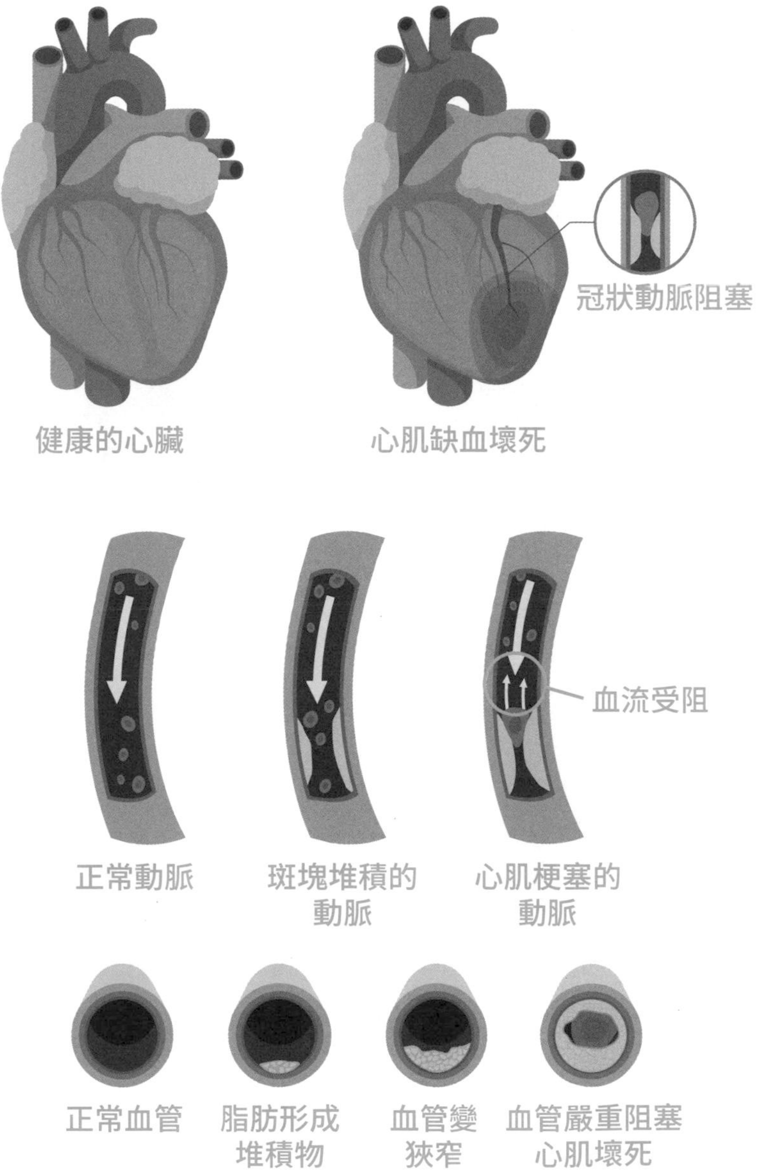
冠狀動脈阻塞
健康的心臟
心肌缺血壞死
血流受阻
正常動脈
斑塊堆積的動脈
心肌梗塞的動脈
正常血管
脂肪形成堆積物
血管變狹窄
血管嚴重阻塞心肌壞死

▼心肌梗塞有哪些症狀？

胸痛是最典型、也是病人最容易感受的症狀。急性心肌梗塞所造成的疼痛比心絞痛更為嚴重，且持續時間更長，通常硝化甘油已無法緩解，病人有時會出現左手或左下巴麻木感，冒冷汗及反覆輾轉不安。在年輕人身上，疼痛症狀通常比較明顯，但對於老人而言，有時胸痛症狀會不明顯。而臨床上，老年人由於心臟功能退化，如果發生心肌梗塞，較容易引起嚴重的心臟衰竭。

▼黃金治療時間

接受治療時間的及時與否，是降低急性心肌梗塞病人死亡率的主要關鍵。患者在發作六小時內就醫的死亡率為6％，八小時內的死亡率為7％，十二小時內就醫的死亡率為8％，若發作超過十二小時以後才就醫，死亡率可能高達16％。所以當有心臟病史者出現胸痛症狀，且含舌下硝化甘油仍沒有緩解時，應立即就醫，把握急救時間。

▼急性心肌梗塞的治療

1. 藥物治療

· 血栓溶解劑：主要作用機制是將冠狀動脈內的血塊溶解，使血管再暢通，進而能供應心肌足夠氧氣與養分。但使用條件是至少必須在發作梗塞後的十二小時內，才能有臨床上的療效。

· 其他輔助性藥物：止痛劑、鎮靜劑、抗凝血劑或血小板拮抗劑、血管擴張劑等。

2. 緊急冠狀動脈氣球擴張術

在適合的條件下，我們可以利用介入性心導管方式讓血管再暢通，又稱作「氣球擴張術 (Balloon angioplasty)」。治療方式是將氣球導管置入冠狀動脈狹窄部位，再將氣球擴張，利用其壓力將阻塞部分撐開，以得到較大的內徑，增加血流量。氣球擴張後，我們可以輔助使用冠狀動脈血管支架，將血管支架送入冠狀動脈狹窄處。一般而言，執行心導管必須是有經驗的團隊及專業且設備齊全的導管室。

3. 長期治療

在執行心導管後，我們成功地打通血管，使心臟獲得足夠血流量。但我們仍必須努力保住我們辛苦得來的成果。對於如何保有成果，首重於去除危險因子，包括：控制高血脂、高血壓、糖尿病、戒菸、減重等，而適當的運動則是防止此類心臟病最便宜亦最有效的方法。

★本節重點整理

急性心肌梗塞的發生率有日漸升高之趨勢，而且年齡層也越來越低。急性心肌梗塞是死亡率高的疾病，絕對不可輕忽，一旦臨床上出現胸悶症狀，一定要第一時間就醫，不可拖延。

03 二尖瓣脫垂

你有聽過「西施捧心」嗎？年輕族群常常出現的胸悶心悸症狀，不同於心絞痛引發的胸悶，常出現於休息狀態，不舒服時間也較長，有可能就是二尖瓣脫垂(Mitral valve prolapse)。二尖瓣脫垂是相當常見的心臟瓣膜病變之一，患者容易因天氣變化或壓力而引發胸悶。接下來我們就來深入瞭解二尖瓣脫垂。

什麼是二尖瓣？

二尖瓣是左心房與左心室之間的瓣膜，當心臟舒張時瓣膜會打開讓血液從心房流向心室，而當心臟收縮時必須關閉以避免血液逆流回心房，讓心臟打出的血液可以源源不絕輸送至主動脈。當二尖瓣發生黏液性病變，使瓣膜變厚、變長，導致二尖瓣在心臟收縮時，由左心室向左心房突出，即所謂的二尖瓣脫垂，但絕大部分的二尖瓣脫垂都是「相對健康」的瓣膜，只是心臟收縮時二尖瓣會稍微突出至左心房。

二尖瓣脫垂示意圖

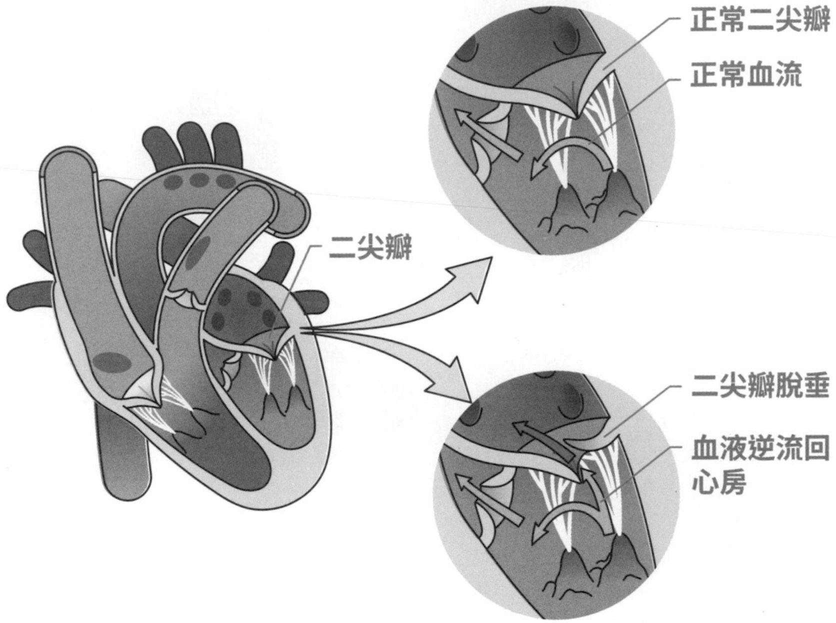
正常二尖瓣
正常血流
二尖瓣
二尖瓣脫垂
血液逆流回
心房

造成二尖瓣脫垂的原因

根據病因，二尖瓣脫垂可分為原發性和次發性兩大類。「原發性」二尖瓣脫垂病因還不清楚，部分病人有家族史，常常母親有二尖瓣脫垂，孩子也容易遺傳這種體質。「次發性」二尖瓣脫垂則可見於冠狀動脈疾病或先天性心臟病。

二尖瓣脫垂之所以會引起胸痛，是因為瓣膜拍打心臟腱索肌肉所致。有時病人有胸悶、心慌等類似焦慮性精神官能症等症狀，是因為患有此種疾病的人容易引發交感神經系統亢進，所以門診常見的二尖瓣脫垂患者，常常是在**身心壓力較大或天氣變化時出現症狀**，一般在診斷出來之後，適當說明病情，同時給予一些抗焦慮或舒緩心跳的藥物即可獲得控制。

☞ 定期追蹤

二尖瓣脫垂還是有少數病患要小心處理與追蹤，其嚴重度可依「二尖瓣逆流」的程度來判定，所謂二尖瓣逆流是指當心臟收縮時，因二尖瓣脫垂，使左心室的血液往左心房回流，逆流程度越多，表示脫垂越嚴重，所以若二尖瓣脫垂合併中度以上二尖瓣膜逆流，就要定期追蹤二尖瓣逆流程度的變化。

★本節重點整理

絕大多數二尖瓣脫垂的患者**終其一生毫無症狀**，只要每隔幾年追蹤一次，配合調整作息或服用一些舒緩症狀的藥物即可；若是有心雜音的病人則須每年追蹤一次；有心悸、頭暈等心律不整特徵的病人，最好接受二十四小時心電圖檢查。

事實上，大部分二尖瓣脫垂病患的預後極為良好，不過有極少數病人因瓣膜異常合併中度以上二尖瓣逆流，患者在接受牙科治療或手術前，最好能事先服用抗生素，以預防細菌性心內膜炎、二尖瓣脫垂合併閉鎖不全等嚴重的併發症。

04 心房顫動

心房顫動是臨床上常見的心律不整，其發生率隨年齡逐漸增高，在65歲以上的人口可高達5%以上。心房顫動（又稱「心房纖維顫動」）是由於局部心房內膜不正常快速放電所引起，患者常覺得心跳不規律、心悸，但也有些患者完全沒有症狀，自己也沒有感覺，而是在健康檢查時才被發現。

過去醫學界對於心房顫動所知不多，但最近這十幾年對於這類心律不整有越來越多的認識，這是因為心房顫動會造成許多心血管相關的嚴重併發症，如心臟衰竭、腦中風、周邊血管血栓，並增加患者的死亡率。而**心房顫動是一種和年紀有關的疾病**，80歲以上老年人口，有高達8至10%的比例是心房顫動患者，若同時合併有高血壓與心房顫動，死亡率將高出兩倍，造成中風機率更高出五倍。

▼造成心房顫動的原因

心房顫動是一種和年齡老化有關的疾病，但也可能是心臟結構不正常或曾受到創傷所造成。心房顫動的可能原因包括：長期高血壓、缺氧性心臟病、心臟瓣膜異常、先天性心臟有缺陷、甲狀腺亢進、長期使用刺激性飲料（如咖啡因或是酒精）、肺氣腫或其他肺部疾病、心臟曾經接受過外科手術、病毒感染、睡眠呼吸中止症等。

假日症候群

有一部分年輕人得到心房顫動是和假日放假有關，原因是可能幾天沒有睡覺，同時過飲咖啡、酒精類飲料，長期處於高壓或亢奮的生活型態，這時就有可能會出現心房顫動的心律不整。當發生這樣的狀況，請務必及早就醫，服用藥物與調整生活方式，很快就可以恢復正常心律。

心房顫動的併發症

心房顫動的患者容易覺得心悸，但此症狀也容易被輕忽，想說只是心跳過快，忍耐一下就行，結果太晚治療導致心臟衰竭。心房顫動也容易在心臟內產生血栓（心因性血栓），而心臟血栓產生原因是由於心房顫動時心房收縮功能不佳所導致，特別是當病人年紀越大或心血管危險因子越多，越容易產生血栓，因此常需要使用口服抗凝血藥物，包括：維他命K拮抗劑及新型抗凝血藥物（IIa、Xa凝血因子抑制劑），來降低病患發生心因性血栓的併發症，特別是缺血性腦中風。然而新型抗凝血藥物，目前不建議使用於換過金屬瓣膜病患、嚴重心臟瓣膜疾病患者及重度腎功能不全者。

心房顫動的治療

1. 藥物治療

醫師會依據病人狀況而給予不同的藥物治療建議。若以生理的角度考量，提供正常生理性的房室協調收縮，有利於心臟血流動力功能，對於維持病患生活品質是較佳的選擇，但並不是所有的病人皆可以透過藥物維持正常心律。而控制房室結（心房與心室的神經脈衝傳遞站）速度的藥物，有乙型阻斷劑及鈣離子阻斷劑等，這些藥物的安全性較傳統抗心律不整藥物高，也可減少病人症狀，但要同時使用抗凝血藥物以減少心因性血栓的併發症。

2. 手術治療

「導管電燒」是藉由穿刺針和導引鞘管進入靜脈或動脈到達心臟內，利用導管收集心臟電位活動的數據，以三維立體定位方法投射在立體圖上。這些立體模型圖可以更快、更準確地找到心房顫動的區域，再利用特別電燒導管定位後放入心臟內電燒，恢復正常心臟節律。在大多數情況下，電燒的區域為左心房與肺靜脈交界處，有時也可能會電燒其他非肺靜脈區域。電燒手術後，心房顫動的症狀可能會完全消失；有些病患可能會在手術後三至六個月內仍有症狀，在某些情況下需要進一步治療或需要再次電燒。電燒手術的優點是治療效果較藥物為佳、可減少或停止服用心律不整藥物、改善生活品質。

3. 其他治療

當心房顫動的心跳速率過慢或藥物無法控制時，醫師依照專業判斷，有時會建議植入「心臟節律器」，配合藥物保持心跳速率穩定，減輕病患症狀。另外，當心房顫動患者進行心臟外科手術時，也可考慮同時進行心房顫動外科「迷宮」手術[3]，以減少心房顫動的發生。

★本節重點整理

慢性心房顫動是造成缺氧性腦中風與動脈血栓的重要原因，長期忽視它可能會造成嚴重的併發症。心房顫動已經有許多方法可以治療，除了服用心律不整與抗凝血藥物來改善症狀，也可以考慮用導管電燒灼術方法來治療。若出現相關症狀可以盡早請心臟專科醫師來診斷與治療，切勿輕忽而失去治療的黃金期。

---

3 迷宮手術 (Maze surgery) 是透過電燒、冷凍或是手術刀切割的方式，在心肌上製造「疤痕組織」，一道道的疤痕看起來就像迷宮中擋路的牆壁，因此稱為迷宮手術。由於疤痕組織不導電，可以藉由迷宮手術來阻止不正常的電流訊號傳遞，讓心律恢復正常。

05 心臟衰竭

常常看到有一些老人家爬一層樓梯就氣喘吁吁，或是多喝水下肢就出現水腫現象，或者一吃高鹽食物，半夜就會喘到睡不著，要坐起來喘氣，這些有可能都是慢性心臟衰竭。

心臟衰竭又稱為「鬱血性心臟衰竭」，是一種臨床徵狀的表現，心臟由於某種致病機轉或併發症，導致本身充血功能（舒張性功能）失調或收縮功能失能，心臟無法提供足夠身體代謝所需的血液。罹患心臟衰竭的病患容易出現如夜喘、肢體水腫、運動能力下降等症狀，甚至危及生命。一般若被診斷為心臟衰竭，嚴重的病患五年存活率甚至不到一半，**比癌症病患預後更差**。

隨著平均壽命延長，老年人口比例急速增加，可預期的是心臟衰竭病例數也將大幅增加。但重要的是，**心臟衰竭就像慢性病，雖然無法痊癒，但是可以控制**，如果經過適當的藥物治療，通常可有效改善心臟衰竭症狀，而近二十年來治療心臟衰竭的藥物也有長足的進步。

造成心臟衰竭的原因

造成心臟衰竭的原因包括：缺氧性心臟病、高血壓性心臟病、心肌病變、心肌發炎、心瓣膜病變、先天性心臟病、心律不整、長期嚴重貧血、甲狀腺機能過度亢進、腳氣病、嚴重肺部疾病、糖尿病與老化等。瞭解原因是治療心臟衰竭很重要的步驟，故醫師在治療心臟衰竭時，不只緩解症狀，也會試著找出造成心臟衰竭的原因為何。

慢性心臟衰竭有哪些症狀？

- 輕微運動時會感到呼吸急促，甚至躺臥都會感到呼吸困難。
- 身體感到異常疲累或虛弱。
- 下肢腫脹、身體水腫、體重逐漸增加。
- 出現頑固性咳嗽或氣喘，甚至帶有痰或血絲。

．腹部腫脹出現腹水。
．胃口不佳與倦怠感。
．注意力不易集中或反應遲緩。

如果出現上述症狀時，需盡快到心臟科門診接受檢查，確定是否有心臟衰竭等疾病。

▼心臟衰竭的檢查

一般我們可以利用心電圖、胸部X光檢查，確知病患心律與心臟大小，若胸部X光檢查發現有心臟擴大或肋膜積水現象，大多已有心臟衰竭。另外，心臟超音波也是常用的檢查項目，用以量化、確認心臟收縮與舒張功能，並藉此檢查瞭解可能的心臟衰竭原因。若要進一步瞭解是否是有冠狀動脈血管疾病，就須再安排心導管檢查。（更詳細的心臟健檢項目，將在本書第3章說明）

▼心臟衰竭的藥物治療

由於心臟衰竭牽涉到許多不同的生理機制，因此治療的策略會根據患者的狀況採取不同介入方式，常見的藥物包括：利尿劑、血管張力素轉化酶抑制劑（ACEI）、第二型血管張力素受體阻斷劑（ARB）、乙型阻斷劑（β-blocker）、毛地黃（digitalis），以及硝化甘油類等藥物。

- **利尿劑**：是治療心臟衰竭相當重要的藥物，作用是排除體內過多的水分，降低心臟負擔。許多急性心臟衰竭病患經過利尿劑治療後，症狀大多會大幅緩解。但過度使用利尿劑，**容易造成身體內的電解質不平衡，也會加速腎功能衰竭**，所以應定期追蹤血液離子濃度與適當調整劑量。
- **血管張力素轉化酶抑制劑**及**第二型血管張力素受體阻斷劑**：長期使用可以降低病患的死亡率，減緩心臟衰竭進展的速度，除非有禁忌症（如服用後腎功能快速下降）或患者本身血壓過低，否則應盡量配合醫師指示服用此藥物。
- **乙型阻斷劑**：臨床研究已證實可以減少心律不整發生的機率，降低病患的死亡率。
- **毛地黃**：一種強心劑，長期使用可以增加心臟收縮的強度，特別是當病患合併有心房纖維顫動時，可使心臟跳動減慢，改善呼吸困難。但是此藥物需特別留意用量及當下自身的狀況，建議吃藥之前**需先量測心跳次數**，若**每分鐘少於六十次**，則應告知醫師，以免毛地黃藥物中毒。

▼心臟衰竭患者的自我照護

心臟衰竭病患需多休息，減輕生理和情緒上的壓力，保持心情愉快，不可太勞累，以減輕心臟的負荷。同時要**限制水分及鈉的攝取**，食物中的鹽分不可過多，一天勿超過三至五公克（約一小湯匙），病人可利用鹽的代替品加入食物內，以取代餐桌上的調味鹽，使低鈉食物較為可口，但同時要注意，許多鹽的代替品含有鉀，因此使用時必須考慮腎臟的情況。此外，水分一天不可超過一千至一千五百毫升，以免加重心臟負荷。許多病患會反覆入院，常常是因為飲水量沒有適當控制，吃高鈉食物（如泡麵），或使用止痛藥，都會造成過多水分鬱積或急性肺水腫。

輕度的心臟無力病人，仍可以照常上班，但是要減少身體的活動，尤其勞力性質的工作應盡量避免。而心臟嚴重無力的病人，應躺在床上休息，減少心臟的負擔，如果有呼吸困難的情形，也可採取氧氣的治療，以改善病患生活品質。除此之外，可將床頭調高減輕症狀。在床上應時常翻身，增加四肢的活動，而且要多做深呼吸運動，使肺部擴張，減少肺炎發生。

當病情改善時，在醫師的允許下，可以下床活動。平時需觀察有無下肢水腫，天天量測體重。若體重快速增加或需要端坐呼吸，應盡速告知醫師。出院後也務必按時服藥及規律回診。

★本節重點整理

心臟衰竭是一個嚴重疾病，預後並不比罹患癌症好，因此如何預防是重要課題。另外，如果臨床上出現下肢水腫、不明原因氣喘或運動能力明顯下降，都可以到心臟科門診接受檢查與治療。目前已經有許多藥物可以有效治療，因此千萬不要害怕就醫，及早面對問題，才能有效處理。

06 主動脈剝離

主動脈剝離是一個可怕且會快速致命的心臟疾病，我們常常在報紙或新聞上看到某些名人因為主動脈剝離而猝死的新聞，就知道它是一個必須小心看待的心血管疾病。接下來我們就來談談什麼是主動脈剝離。

▼高致死率的主動脈剝離

主動脈剝離是一個**致死率高達90%**的心血管疾病，患者在發病後每小時會增加1%的死亡率，幾乎有一半的病人在送達醫院二十四小時內死亡，約70%的病患會在兩個月內死亡。即使住院治療，急性主動脈剝離病人死亡率仍高達30%。

主動脈剝離是由於血管壁的中層因各種原因急性破裂或慢性破損（如：長期沒有控制好高血壓或先天結締組織缺陷），加上血管壁內層破裂，血流逐漸經由內層的裂孔慢慢進入血管壁中，衝擊血管壁，將血管內層和中層撕開，血流便在撕裂開的空間中流動，形成所謂的「血管假腔」（如圖）。由於血管假腔的形成，逐漸將主動脈的管腔分裂為二，而假腔往往會壓迫所謂的「血管真腔」，使身體各處器官血液供應不足，造成器官或腦部的缺血現象。又由於假腔的外圍不是完整的血管壁結構，因此較為脆弱，容易突發性破裂而造成大量出血，造成出血性休克與猝死。因此，**只要延誤就診幾乎都無法救治，接受緊急開刀及積極的治療是避免死亡的唯一方式**。

▼主動脈剝離有哪些症狀？

・**心如刀割般的胸痛**：主動脈剝離病患大多數會感到嚴重胸痛，特別是突發性被撕裂、或被刀子割般的疼痛感，這樣的疼痛感可能會轉移到頸部、下背部等，有些人常誤以為是肌肉疼痛，因此延遲就醫。遇到這種情形，務必要盡快就醫，接受電腦斷層影像檢查，才可以確認是否為主動脈剝離。

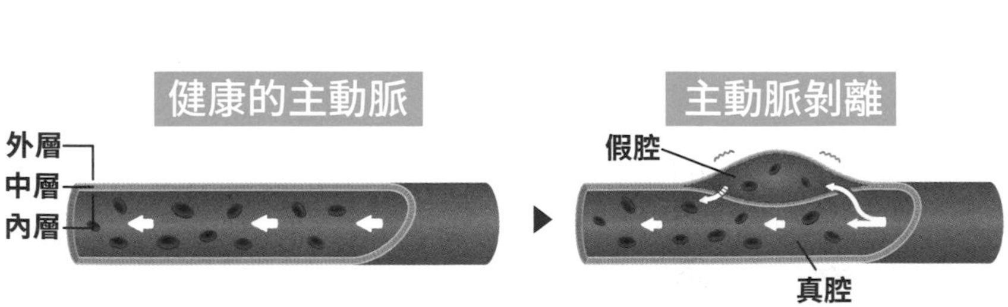

・**血壓異常升高或下降**：許多主動脈剝離常常發生在長期高血壓控制不良的病患，因此血壓偏高合併胸痛，就有可能是主動脈剝離，而主動脈剝離也可能導致大血管破裂，使血壓偏低與心跳偏快，嚴重的狀況可能會出現出血性休克。

・**無法解釋的不適症狀**，如：突發性血壓下降、心跳加快、臉色蒼白、活動力減低、注意力無法集中、焦慮、冒汗、頭昏眼花、咳嗽、呼吸困難等，有時可能是主動脈剝離的臨床表現。

▼造成主動脈剝離的原因

1. **忽高忽低的高血壓**：約有三分之二的主動脈剝離患者都有高血壓的病史，特別是沒有好好控制高血壓的病患，如果加上抽菸習慣，主動脈剝離可能性將大幅提升。然而，高血壓也是這些原因中，唯一可控制的風險因子。

2. **先天性主動脈病變或窄縮**，特別是過去有主動脈剝離家族史患者，會比一般人多出兩到三成的發生率。

3. **先天性的結締組織病變**，如：馬凡氏症候群 (Marfan syndrome)[4]，因為結締組織脆弱，易造成主動脈破裂剝離。

4. **嚴重胸部外傷或車禍患者**，因急性外傷導致主動脈剝離。

▼主動脈剝離的檢查

主動脈剝離是一個不容易診斷的疾病，或是說容易誤診的致命疾病，有時容易與急性心肌梗塞混淆，導致病患失去治療的先機。臨床上一旦有所懷疑，初步可先以心臟超音波檢查，若仍懷疑，**務必盡早安排電腦斷層掃描檢查，這是診斷出主動脈剝離最重要的黃金檢查方法**，可以盡快評估主動脈剝離及動脈瘤的範圍。

特別強調，在沒有電腦斷層設備的醫院，有些情形可以藉由超音波檢查發現是否有主動脈剝離，胸前超音波是一個方便釐清主動脈剝離的位置是否涵蓋到降主動脈的檢查方法，同時可以評估心臟的功能，但可能需要有經驗的醫師操作才能做出

4　有另一個簡稱叫「麻煩症」，是種顯性的罕見遺傳疾病（發生率1/10000–1/5000），因為結締組織病變，患者外貌通常手長腳長，身高也較高。會出現的症狀因人而異，但最嚴重卻也最常見的症狀是心血管方面的異常。

主動脈的位置

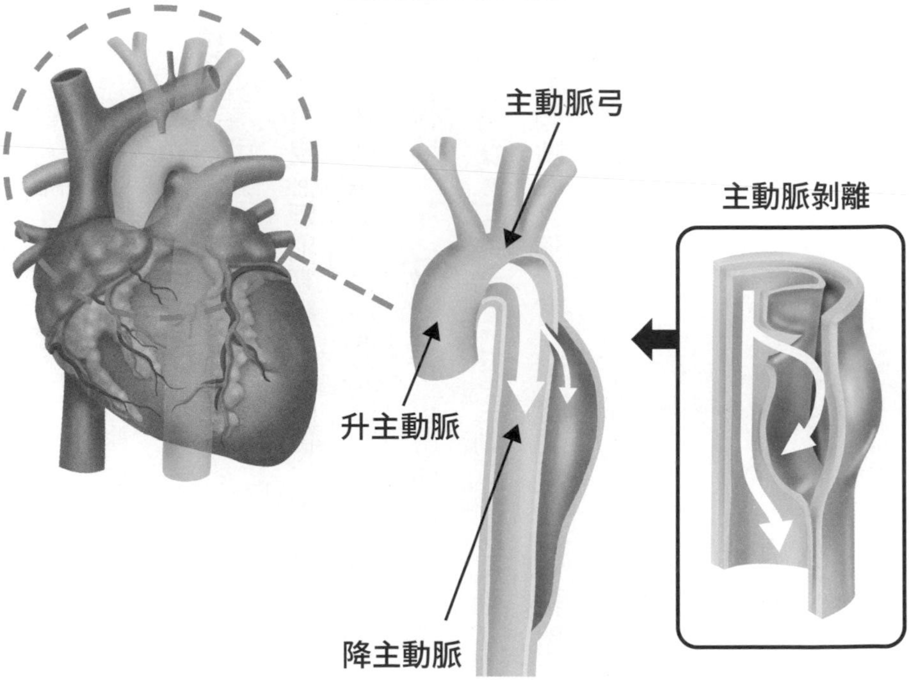

診斷。若民眾對自身的健康狀況有疑慮，可以與醫師討論，考慮安排上述的檢查。

主動脈剝離的治療

急性主動脈剝離的治療可分為內科藥物及外科手術治療，選擇何種治療方式是**依據主動脈剝離的位置來決定**。若主動脈剝離的位置包括升主動脈及主動脈弓時，建議要以外科手術治療，因為牽涉到這個位置的主動脈剝離容易破裂出血及心包填塞死亡，死亡率極高。但是若血管剝離位置僅為降主動脈，並且沒有其他併發症時，可以用內科方式治療，不必緊急開胸手術，可持續以藥物治療，將血壓與心跳控制良好，並密切追蹤觀察，一旦剝離的範圍逐漸擴大或變成血管瘤時就要接受手術，或在病灶處放血管支架處理。

本節重點整理

急性主動脈剝離是致死率非常高的血管疾病，就我的觀察每年總是會出現誤診的情形，病患出現症狀時務必提高警覺，盡快就醫，若治療得宜，還是可以有很高的機會化險為夷。最後還是要再強調一次，高血壓患者，一定要注意服藥控制血壓，以免發生主動脈剝離，只要把血壓控制下來，發生剝離的風險就降低許多。同時，若有主動脈剝離的一等親的家族史，更要定期追蹤、接受影像檢查，確保安全。

07 經濟艙症候群（深部靜脈血栓）

「經濟艙症候群」指的是當長途飛行時久坐不動，沒有起身活動超過十幾個小時，同時久坐期間沒有補充水分，也沒有起身上廁所，便會出現下肢腫脹、紅腫熱痛，甚至呼吸困難的現象。這其實是現代人不常發生但需要瞭解的一種靜脈血管疾病，一旦發作，靜脈血管內出現的血栓將會從大腿逐漸擴展至肺部動脈血管，引起呼吸困難、胸痛，嚴重時會陷入虛脫，甚至猝死，故不得不慎。

另外在某些特別情況之下，如接受骨科或外科手術後無法隨意自行翻動身體或慢性病患長期臥床、長時間半坐臥位，以及膝下墊枕阻礙血液循環等，均可能導致下肢靜脈血栓。

▼造成深部靜脈血栓的原因

深部靜脈血栓 (Deep venous thrombosis) 是指深部靜脈的血液回流不良，進而形成血栓，產生下肢腫脹等症狀。形成深部靜脈血栓的原因很多，主要有：血流減慢、血管壁出現損傷、水分補充不足造成血液黏稠度增加等。臨床上，大部分深部靜脈血栓病症發生在中老年人身上，但也可能發生在年紀較輕，甚至是不到40歲的人身上。

▼深部靜脈血栓的高危險族群

過去已經有過血栓病史、有多重心血管疾病、多年糖尿病、高血脂症、極度肥胖、服用避孕藥、有癌症病史、行動不便者等，都是發生深部靜脈血栓的潛在危險病患。因此，若是有上述的病史，而且出現下肢腫脹疼痛等症狀，可以主動告知醫師，將有助於更精準的診斷。

▼深部靜脈血栓的診斷

一般以「臨床症狀」與「過去病史」作為診斷的第一要件，如果病史上出現上述如長途旅行或接受手術開刀臥床，再加上擁有數個心血管疾病病史與危險因子，如肥胖、糖尿病、高血脂症、抽菸等，如果出現下肢腫脹疼痛等症狀，一定要懷疑是深部靜脈血栓，接下來醫師會安排患肢的血管超音波檢查，可以精確地發現血栓所在位置，在治療後也可以利用超音波當作追蹤工具。

此外，可以利用抽血方式檢測 D-Dimer。D-Dimer 是一種纖維蛋白的代謝產物，當血管發生靜脈栓塞的時候會分解纖維蛋白，血中的 D-Dimer 濃度就會增加，當 D-Dimer 數值升高時，代表可能是血栓產生。

▼深部靜脈血栓的治療

臨床上懷疑深部靜脈血栓一定要盡快就醫，臨床醫師會視病情嚴重程度判斷是否需要住院或門診接受治療及檢查，若確定診斷，治療的原則是皮下或靜脈給予注射抗凝血藥物，透過點滴補充水分，並視情況使用止痛藥。若是相對嚴重的病患，則會考慮透過導管手術治療，利用導管在患處靜脈血管注射血栓溶解藥物（urokinase 或 streptokinase），可以有效溶解血栓，緩解症狀，之後再口服抗凝血藥物。要注意的是，若有出血病史，或以往有過敏反應的民眾，可以主動告知醫師，以免嚴重副作用。

一般經過治療後，大部分的症狀都可以得到明顯的改善，出院後除了需要口服抗凝血藥物持續治療深部靜脈血栓之外，仍須於門診長期追蹤，甚至在痊癒後持續服用藥物三個月到半年以上，以預防再次復發。使用抗凝劑治療的病人在治療期間應注意出血之症狀，如血便、血尿、咳血或注射部位之血腫等，可以向醫師反映此副作用，嚴重時可暫停幾天，查明出血原因後再恢復使用。

深部靜脈血栓的預防

深部靜脈血栓其實並不難預防，以下說明幾個要點，只要多留意就能避免發生。

1. 長途旅行一定要常變換姿勢，適時起身伸個懶腰，上個廁所，稍微活動一下筋骨、放鬆肌肉，最好每隔一至兩小時就站起來走走路，做點簡單的運動，小腿肌肉有適時活動收縮，就可以大幅改善下肢靜脈的血液循環，避免血栓形成。

2. 補充水分是避免深部靜脈血栓的重要關鍵，當血液黏稠度上升，血管內血液流速減慢，就容易形成血栓。有些民眾在長途飛行或坐車時，怕麻煩不想起身上廁所，所以一路上都忍著不喝水，這其實是不對的。相反的，**一定要適當補充水分，這樣也可以增加起身上廁所的次數。**

3. 在接受骨科或外科手術後，有可能暫時臥床不動幾天，這時候經醫師評估後服用低劑量的阿斯匹靈，或短暫皮下注射抗凝血劑，可以大幅避免血小板凝集，減少深部靜脈血栓的發生機會。

★本節重點整理

深部靜脈血栓雖不常發生，但一旦發生絕對不可輕忽，因為它的復發率高，且不幸若血栓漂流至肺部動脈，會形成肺栓塞，可能出現喘不過氣、胸悶、心悸，甚至發生休克猝死等症狀。重要的是，要預防深部靜脈血栓並不困難，只要長途飛行或坐遊覽車時記得多喝水，多起身走動，或是預防性使用抗凝血藥物，就可以大幅減少發生深部靜脈血栓的機率。在長途旅行時，也記得提醒一下同行的家人。

第 3 章

預防勝於治療

心臟健檢這樣做

身為年輕人的你，是否覺得年紀大才需要做健康檢查？還是覺得「身體沒有不適＝健康」呢？

身為樂齡族的你，是否覺得健檢項目越多越好、越貴越好？

以下是常見的健檢迷思，先來檢測一下你的健檢觀念是否正確吧！

1. 健康檢查一定能找出病因？

□是 □否

2. 紅字代表異常，沒有紅字代表健康？

□是 □否

3. 今年健檢報告一切正常，就不用擔心生病？

□是 □否

02 心導管檢查

心導管技術可以說是上個世紀非常重要的發明，大約在二十世紀初期開始發展，開啟了利用心導管技術來檢查心血管疾病的年代。心導管全名為「**經皮冠狀動脈介入治療**(Percutaneous coronary intervention, PCI)」，從它的名稱可以大概瞭解是以管子的方式進入心血管系統內。目前心導管檢查使用的是特殊軟管，藉由針刺手腕橈動脈或大腿股動脈，經皮膚穿刺後進入動脈血管，在導管室X光機的導引下到達心臟的冠狀動脈，透過X光與注射顯影劑的輔助，確定冠狀動脈血管疾病的阻塞情形，作為心臟冠狀動脈疾病的診斷參考，並判定是否需要介入治療。(雖然光聽管子要在血管裡面走感覺很恐怖，但實際上除了一開始打麻醉和管子進入這兩個時間點，檢查過程不會有太多不舒服的感覺，且傷口僅針孔大小。)

▼心導管檢查的目的

一般若有胸悶症狀，醫師懷疑有心臟冠狀動脈血管疾病時，心導管檢查是確認心臟血管疾病的標準診斷方式。我們可以透過血管顯影方式評估冠狀動脈血流的情況與血管阻塞的情形，同時評估心臟功能。

一般治療程序是在做完心導管檢查後，醫師會告知檢查結果。若檢查結果沒有嚴重血管狹窄，檢查結束後病人將回普通病房休息，針對傷口加壓止血，隔日即可出院。但若冠狀動脈血管有嚴重狹窄問題，醫師會告知有幾條血管阻塞，如果是三條，則代表這三條血管皆有問題。若血管有明顯狹窄及阻塞程度超過70％以上，醫師可以利用「**氣球擴張術**」方式撐開狹窄血管打通血路，再利用血管支架將冠狀動脈血管撐開，保持血管的暢通，這部分叫做「**介入性心導管治療**」，技術上已經發展得十分成熟。

心導管檢查示意圖

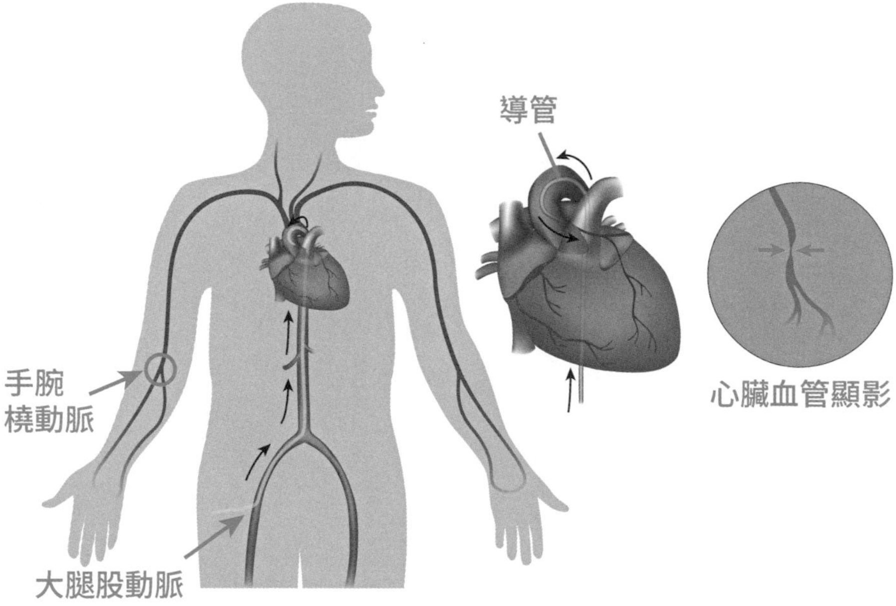

專欄

血管氣球擴張術與血管支架置放

經皮冠狀動脈血管成形術（Percutaneous transluminal coronary angioplasty, PTCA）或稱為氣球擴張術，是臨床上用於治療冠心症的一項重要醫療處置，是冠心症病患進行心導管檢查、確定有無冠狀動脈狹窄時，為使阻塞或狹窄的血管恢復暢通所進行的內科治療。氣球擴張術是由心臟內科醫師將一條前端裝有小氣球的特殊導管，由腹股溝或手腕上的動脈將導管置放到主動脈，再沿冠狀動脈血管伸入其狹窄的部分進行。當氣球加壓時，撐開的力量可擴張狹窄的血管，將血管斑塊擠壓到血管壁上，而使血管的內徑變大、增加血流量，達到治療目的。

假使心臟血管阻塞過於嚴重，則可能需要分次進行氣球擴張術，或是轉介心臟外科評估改行「冠狀動脈繞道手術」。如果血管阻塞情形較為嚴重，治療後醫師會依病情需要，安排在檢查後直接進入加護中心密切觀察。

雖然氣球擴張術的臨床治療效果顯著，但卻有近一半比例的病患在手術後的半年內會產生血管「再阻塞」的情況。因此絕大多數的病患在接受氣球擴張術後，同時會接受植入支架來預防血管再阻塞。

☞ 血管支架的選擇

支架的種類有許多種，主要區分為：❶**藥物塗層支架**（支架表面塗有減少血管內膜再狹窄之藥物，再阻塞率可減低至5至10％）、❷**可吸收支架**（再阻塞率約5至10％，特色為兩年後支架會被吸收，不會存留於體內）與❸**裸金屬支架**（再阻塞率約25至30％），醫師會依患者的血管病灶給予建議，也可依自身需求告知醫師想要放置的血管支架類型。

	藥物塗層支架	可吸收支架	裸金屬支架
再阻塞率	5-10%	5-10%	25-30%
費用	自付健保差額 約 7-8 萬	自費 約 12-15 萬	健保給付
適應病灶	血管細小，且一年內無開刀需求	年輕患者，病灶較輕微	急性心肌梗塞、血管較大者

血管支架置放術

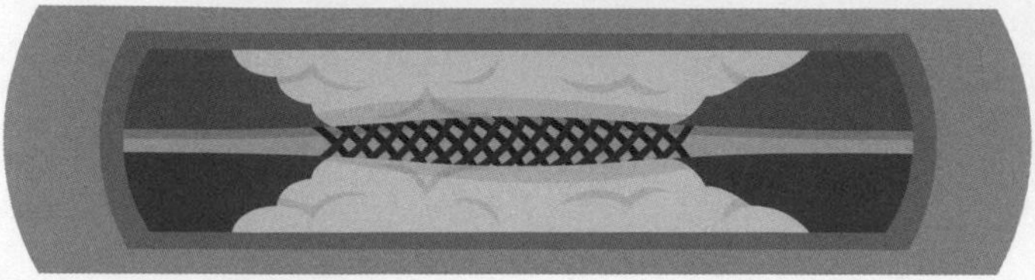

透過導管將支架放入血管狹窄處

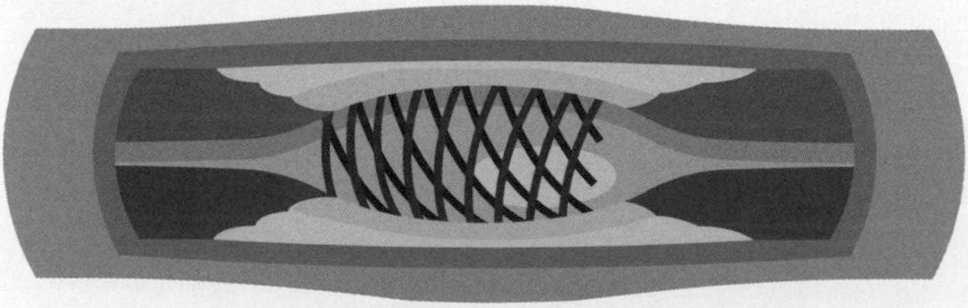

將血管支架撐開

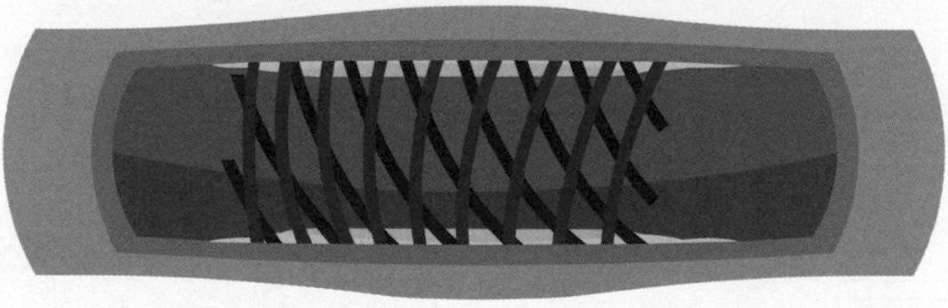

支架置放完成，血管恢復暢通

最後，即便接受了氣球擴張術或是血管支架置放術，並不代表心臟血管方面的問題不再發生，仍需定期回診追蹤，也切忌自行停藥，否則可能發生嚴重的併發症。

▼心導管檢查須知

・術前：

1. 一定要詳細閱讀同意書，觀看術前錄影帶說明，同時經醫護人員說明解釋後，再簽署同意書。
2. 依醫護人員指示，予以皮膚準備（手腕或兩側鼠蹊剃毛），以免傷口發炎。
3. 換上檢查服，並拿下所有飾品、假牙，住院時卸下口紅及指甲油。
4. 如有過敏體質或曾經發生難以止血的情況，務必事先告知醫師。

・術後：

1. 檢查或治療後，不論導管是否拔除，都需平躺且不可用力，因身體用力會使傷口容易出血。
2. 如果醫師沒有限制水分攝取的指示，可增加水分的攝取以排除顯影劑。若是腎功能較差者，醫師會以點滴滴注一至二瓶，增加水分的攝入量以利顯影劑的排出。
3. 若有噁心、嘔吐、發燒、心跳加快、呼吸不順、傷口出血、傷口周圍瘀青、檢查側肢體冰冷、麻、刺痛感等現象，應立即告知醫護人員。

4.止血的過程中，若發現傷口的紗布有暈紅冒血時，應立即請護理人員前來處理。此外，每個人體質不同，少數人術後可能需要更長時間止血，需保持耐心。

5.返家後可照常淋浴或泡澡，但出浴後需保持傷口乾燥。

6.術後兩週內避免劇烈運動，尤其是髖關節及膝關節過度屈曲的活動（如爬山、上下樓梯等）；但不是說長時間臥床不動，適當運動仍是維持心肺功能的不二法門。

心導管檢查可能發生的併發症

任何檢查都有可能發生併發症，因此務必要事先瞭解可能發生的風險。心導管檢查或治療是屬於侵入性的處置，基本上若由經驗豐富的醫師執行，不太會發生併發症，但還是有少數情況會引起併發症，例如：顯影劑過敏（0.1％）、心肌梗塞（小於0.5％）、中風（小於0.5％）、心律不整（小於5％）、心臟或血管創傷（小於1％）、血栓（小於1％）、感染（小於0.5％）、急性腎衰竭（小於5％）等，甚至於需緊急進行開心手術（小於0.5％）。併發症發生的機率與嚴重度，有時和病患本身年紀、心臟功能好壞、疾病嚴重度、及所接受侵入性檢查治療的種類有關。

目前心導管的技術發展已算是十分成熟，因此如果只做心導管的檢查，它的死亡率應低於0.1％，如果是做介入性心導管治療，則視同手術，死亡的風險也應低於0.5％，其他的併發症，如中風、出血或不良反應，風險則應低於1％。

★本節重點整理

心導管檢查已經是十分成熟的技術，在有經驗的醫院與醫師安排這項檢查，相關的併發症機率非常低，因一味擔心併發症而拒絕這項檢查，有時反而會耽誤自身的病情，萬一真的有嚴重的心血管問題而延誤診斷，反而會帶來更高的風險。此外，接受心導管檢查時，醫護人員皆會再三提醒注意相關事項，因此不必過於緊張，如果過程中仍有疑慮或不清楚，可以隨時請教醫護人員，以幫助順利完成檢查。

03 周邊血管疾病之診斷與治療

「阿嬤你怎麼沒感覺？」

大家對於周邊血管疾病一定不陌生，廣告中的老爺爺老奶奶常常發生腳麻，或是無法感覺足部的疼痛，走路不順或是足部冰冷，就有可能是周邊血管疾病的警訊。

其實患有周邊血管疾病的病人並不如想像的少，只是有一部分病人並沒有症狀，發生的原因是因為隨著年齡的增長，動脈血管壁因動脈硬化而增厚，慢慢失去該有的彈性，膽固醇和其他一些發炎細胞物質與平滑肌細胞慢慢增生等，逐漸沉積在動脈管壁上形成動脈硬化斑塊，日積月累，動脈狹窄會變得越來越厲害，導致血液不能暢通無阻地流動，各種因為動脈血管硬化而衍生的健康問題也漸漸多了起來。特別是罹患糖尿病、洗腎病患與長期的老菸槍等，都是罹患周邊血管疾病的高危險群。

▼周邊血管疾病的症狀和分級

罹患周邊血管動脈疾病的病患容易出現行走無力或不良於行，又稱為「**間歇性跛行**」，這是周邊血管疾病的特色，也就是患者在運動時可以走一段路，但越走小腿可能越不舒服，必須停下來休息一下，等症狀改善再繼續行走，這樣走走停停，就叫做間歇性跛行。如果仔細觀察，患者常有下肢脈搏減弱或甚至消失，或肢體末端皮膚感覺冰冷，嚴重者甚至會出現皮膚或傷口長期潰爛無法癒合的現象，就要小心已經罹患周邊血管疾病。

周邊血管動脈疾病根據嚴重程度又可分級為（Fontaine 分類法）：

- **第1級**：肢體冰冷或出現麻痺感症狀
- **第2級**：間歇性跛行
- **第3級**：肢體會有（缺血性）疼痛感
- **第4級**：皮膚長期潰瘍、壞疽等現象

若出現上述提及的症狀或現象，特別是罹患糖尿病多年的患者、洗腎病患，或

是長期吸菸的癮君子，只要有症狀就務必盡早就醫，甚至要定期檢查。

▼周邊血管疾病的診斷方法

1. 搏動容積記錄

搏動容積記錄是一種「非侵入性」的檢查，藉由分析搏動波形的型態以瞭解各分段的差異，評估動脈血管有無堵塞、在哪一段堵塞、堵塞程度多少，其診斷的準確率約為95%，另外搏動容積記錄可以同時評估**血管鈣化**的情形。

2. 上下肢血壓分段收縮壓

這是診斷周邊血管疾病常使用的「非侵入性」診斷方法，利用都卜勒超音波分段測量收縮壓（四肢血流探測，壓力測量並記錄），經由各部位數值分析的比較，可準確得知有無血管堵塞或鈣化的情形；亦可與搏動容積記錄的檢查結果作對照，增加此兩項檢查的準確度。

3. 超音波診查儀

針對檢查出血管壓力程度較嚴重而需予以手術治療的病患，會進行「非侵入性」

顯影檢查，作為手術施行前的依據。

4. 電腦斷層檢查

在打入顯影劑之後利用電腦斷層檢查，可以觀察血管狹窄程度，並對血管檢查結果做出正確診斷。針對較嚴重或臨床症狀明顯而需予以手術治療者，先進行電腦斷層顯影檢查，可以提供充分資訊作為導管或外科手術施行的依據。

5. 血管攝影檢查

檢查出血管狹窄程度較嚴重或臨床症狀明顯而需予以手術治療者，進行侵入性血管攝影檢查，作為導管手術施行前的依據。

▼周邊血管疾病的治療

周邊血管疾病的治療方式可以分為「非藥物」與「藥物」治療，對於症狀不嚴重的患者，一般會先以非藥物方式來治療，若患者檢查出程度較不嚴重而不需予以手術治療者，可以進行適當的藥物治療來改善症狀，例如：抗血小板藥物（阿斯匹靈、保栓通、Cilostazol等）、降膽固醇藥物（史他汀）及血管擴張等藥物。另外，治療過程都會建議戒菸，因為**抽菸會讓所有的治療都大打折扣**，難以自行戒菸的患者會轉介戒菸門診治療。

1. 物理復健

物理復健治療非常重要，罹患周邊血管疾病的患者，常常是因為過去缺乏運動習慣與缺乏鍛鍊小腿肌肉，而規律運動是改善血液循環很重要的方法，即使是簡單的走動或腳板上下運動，都可以促進血液循環，因此經醫師檢查出程度較不嚴重而暫時不需要以手術治療的病患，進行適當的物理治療或規律運動，以減輕病患的痛楚或延緩病情加劇的變化，都是治療與改善周邊血管疾病的重要方法。

2. 介入性導管

近十幾年來針對周邊血管疾病的治療已有大幅進步，針對周邊血管狹窄嚴重患者，施予非藥物與藥物治療效果有限時，可以考慮利用介入性導管來治療。如同前文介紹的氣球擴張術用以處理狹窄病灶或是考慮置放血管支架，隨著導管技術不斷進步，利用介入性導管處理周邊動脈血管疾病越來越普遍，所以對於症狀較嚴重的病患，會考慮使用此治療方式。

3. 血管繞道手術

對於症狀較嚴重或無法接受介入性導管治療之患者，可以考慮安排動脈繞道手術及內膜切除手術或血管整型手術，主要治療動脈堵塞或硬化嚴重者。

★本節重點整理

在臺灣，因糖尿病盛行率高加上洗腎患者逐年增加，有相當大比例的病人罹患周邊血管方面的疾病，卻沒有及早被正確診斷出來，更別說能及時獲得適當的治療。目前在心血管疾病方面，國內對於檢診與治療等技術及設備上，已經發展得非常完備，所以只要出現相關症狀，盡早到醫院進行診斷才是正確的處理方式。

專欄　血管新生

患有周邊血管疾病的病人，因血管循環較差，容易造成組織壞死，傷口無法癒合、潰爛等問題，因此臨床上一直在研究有沒有可能用一些方法來增加周邊血管的循環。其中幹細胞再生醫學是治療缺血性心臟病與周邊血管疾病，相當具有潛力的治療方式之一。從二〇〇〇年開始，陸續有臨床研究利用抽取骨髓組織內的幹細胞來治療周邊血管疾病或缺血性心臟病，而幹細胞因具有自我更新與再生的能力，可以經誘導分化成不同組織與細胞，許多研究發現多種不同類型的幹細胞皆具有促進血管新生和修復心臟的能力。

許多研究顯示，在組織缺氧（如發生梗塞後）的心臟肌肉給予骨髓幹細胞或前驅細胞，可以適度地改善心臟肌肉的收縮功能，減少心肌梗塞的範圍，其作用機轉除了極少部分幹細胞可以轉化成心肌細胞外，幹細胞亦可以增加缺氧組織中的新生血管，或者刺激缺氧組織中的細胞大量分泌生長因子，以減少細胞的凋亡。

骨髓幹細胞是目前最常被使用於臨床試驗的幹細胞來源。骨髓組織中包含了各種不同的幹細胞，研究顯示這些來自骨髓的幹細胞在進入缺血組織後，具有修復受損組織或促進血管新生的能力。臨床試驗結果顯示利用骨髓幹細胞治療心肌梗塞患者，可以改善左心室收縮功能約6至9%，其中早期隨機分組臨床試驗使用骨髓幹細胞治療急性心肌梗塞的患者，經過四個月的追蹤，發現實驗組病人在心肌梗塞後四天給予骨髓幹細胞，其心臟收縮功能增加5至6%，左心室收縮後體積在對照組病人明顯增加，但接受骨髓幹細胞的實驗組病人則沒有增加，表示骨髓幹細胞治療減少了心肌梗塞的範圍，且部分改善了心臟收縮的功能。有趣的是，這些接受骨髓幹細胞的病患在經過一年的追蹤，其發生死亡、再次發生心肌梗塞及出現心臟衰竭住院的機會，明顯比對照組病人來得少。

另一個也被證實具有治療潛力的幹細胞來源，是血液中的「**內皮前驅幹細胞(endothelial progenitor cell)**」，是近年來血管生物學上一項重大發現。目前已知在動脈發生急性阻塞造成的組織缺氧時，因缺血而受損的組織會釋放出大量的細胞素及細胞激素，吸引存在於血液循環中數量極少的內皮前驅幹細胞朝受傷部位移動，促使其即時參與動脈血管的增生及梗塞周遭的血管新生。另一方面，缺血組織持續釋放出細胞激素及大量生長激素，會刺激骨髓製造及釋放出大量的內皮前驅幹細胞到達這些受傷組織，繼續進行血管的修補及缺氧組織的血管新生。

我們也發現內皮前驅幹細胞在一般健康的人體內比較多、功能比較好，但是在很多有心血管疾病危險因子的人身上，像是糖尿病、高血壓患者，他們的幹細胞數量就相對較少、功能也較差。特別是高血壓病患若出現早期蛋白尿，血液中內皮前驅幹細胞的數量已被證實會開始減少，此情形可能會加速高血壓病人血管動脈硬化。

雖然以內皮前驅幹細胞來增加血管新生的研究，與實際作為治療還有一大段距離，因為這樣的治療非常昂貴，還有極高的技術門檻，如何找尋出更適合的幹細胞來進行臨床治療，是未來必須繼續努力的方向。

第 4 章

健康「心」生活

只要改變生活習慣，80%的心臟病可預防！

01 健康生活的重要性

我們前面花了許多篇幅講述心血管危險因子，就是為了告訴正在閱讀此書的讀者們——**把心血管危險因子控制好，以後就不容易生病了！**健康的生活方式絕對是保持身體與心理健康的不二法門，也是遠離心血管疾病的基本原則。

一項發表於科學期刊的大規模臨床研究，調查兩萬多名35至65歲的德國人，是否能長時間維持四項健康習性，包括：❶保持健康飲食（多蔬果、少吃紅肉）、❷BMI數值控制低於30、❸每週至少運動3.5小時、❹不吸菸或遠離二手菸。

結果發現大部分民眾僅能維持一至三項健康生活型態，能維持四項健康生活習慣者只有9%。追蹤七至八年後，研究發現如果能長期保持四項健康習性者，比沒有保持任何健康習慣者，其慢性病發生風險可減低78%。其中，糖尿病減少93%，心臟病減少81%，中風減少50%，甚至癌症也減少36%。

從這項觀察我們可以發現幾件有趣的事，首先，要維持健康的生活方式確實不容易，必須長時間保持毅力，但是若能維持健康飲食、多運動並控制好體重，就能避免許多慢性病與心血管疾病的發生。

▼養生無用？

我們可能會看到某些標題為「養生大師○○歲罹癌離世」、「著名養生專家○○歲去世！」的網路新聞，底下通常會有令人啼笑皆非的留言，像是「我胖子我驕傲」等。我們無法否認有些人可能會有「身邊很多朋友過得很養生，最後還不是罹癌、得到慢性病」之類的想法。

但這些說法其實都有點似是而非。以抽菸為例，有些人可能抽到80多歲都沒事，但有些人40幾歲就心肌梗塞或中風，這可能和個人**體質**有關。某些人一抽菸就容易產生嚴重的血管發炎現象，這類人我們就會明確地告訴他：「你的體質是不能抽菸的！」而且**體質沒有辦法改變**。

再舉個簡單的例子來解釋體質。有些人考試前一個禮拜再讀書就能拿書卷獎；有些人即使每天努力念書，還是落在後面的10％，這就是資質（體質）的差異。那要怎麼知道自己的體質呢？最簡單的方式就是觀察「**家族史**」。

以下表為例，假設你現在35歲，想知道心血管健不健康，可以簡單依照心血管危險因子：高血壓、糖尿病、抽菸、家族史，一個一個因素相加，加起來之後就會算出一個原始分數。假設現在沒有高血壓、沒有糖尿病、沒有抽菸、沒有家族史，初始機率算起來可能小於1%；若到了50歲，患有高血壓、沒有糖尿病、有抽菸、沒有家族史，加起來可能就是15%，雖然現在還沒出事，但已經可以預測未來出事的機率。以抽籤的方式來比喻，每一年你抽中的機率就是15%，可能今年運氣很好抽到好的85%，**但總有一天會抽到壞的15%**。有些人知道風險後，仍舊心存僥倖（就像前面提到的那些新聞觀點），但有人會開始盡力避免生活中的危險情境，努力維持良好的生活習慣。

▼良好的生活習慣

年齡	高血壓	+	糖尿病	+	抽菸	+	家族史	=	風險
35	×		×		×		×		<1%
50	✓		×		✓		×		15%

☑保持好心情、不隨意動怒。

☑長期規律的運動、不抽菸、健康均衡的飲食。

☑根據研究指出，睡姿採右睡者，心跳會趨於緩慢，全身容易放鬆，可幫助入睡，良好的睡眠品質對於白天身心壓力的放鬆非常重要。

☑避免過於劇烈運動或勞動、過度飲酒、抽菸、精神激動、興奮、發怒等。

☑定期健康檢查，高血壓、高血脂、糖尿病、肥胖、抽菸的民眾都屬於心血管疾病的高危險群，因此，藉由定期健康檢查，可早期發現心血管危險因子，預防心血管疾病發生。

☞基礎的心血管檢查項目

1. 瞭解自身腰圍、體重以及血壓的變化。
2. 定期檢測心電圖、血糖（空腹及糖化血色素）、三酸甘油脂、總膽固醇、低密度脂蛋白膽固醇（壞膽固醇）、高密度脂蛋白膽固醇（好膽固醇）、腎功能、肝功能、尿酸、尿蛋白等檢查。

針對40歲以上高危險族群、有心血管疾病家族史的年輕民眾，或是高風險執業人士（如職業駕駛或飛行員），可以考慮接受進階的健康檢查，利用透視血管影像瞭解心血管健康狀況，如高階心臟血管電腦斷層掃描，不僅可免除傳統心導管檢查穿刺動脈、放置導管到心臟所帶來的壓力與風險，更可大幅提升安全性、成功率及解析度，堪稱是心血管疾病患者的一大福音。

本節重點整理

遠離心血管疾病絕對是「預防勝於治療」，養成良好的生活習慣與規律的運動，小小的動作就可以讓我們遠離危險因子，避免年紀輕輕卻罹患嚴重的心血管疾病。當然，除了擁有正確的健康生活方式與觀念外，還可以透過定期健康檢查與利用高科技醫療設備來預防保健，讓疾病早期發現、早期治療，如此才能改善生活品質並降低心血管相關的死亡率。

02 維護心血管健康的生活方式

我們瞭解健康規律的生活方式是保持身體與心理健康的不二法門，但什麼是健康的生活習慣？我們整理了下列幾項要點，大家可以看看每天的日常生活中符合了幾項：

一、多採用地中海飲食
二、維持合理的體重（BMI 18.5-25）
三、規律合適的運動
四、遠離菸害與戒除吸菸習慣
五、常常量測血壓
六、定期檢測膽固醇與血糖值
七、正確的生活觀、避免高壓生活

接下來我們逐一介紹各項健康生活習慣的特點：

一、多採用地中海飲食

地中海飲食（Mediterranean diet）是目前擁有最多實證醫學支持，能有效保護心血管的飲食型態。該飲食法的基本原則是以植物類的全食材為主，配合大量的水果和蔬菜，多吃穀物、雜糧（全穀）、豆類、堅果、橄欖油；常食用魚類、海產；適量食用牛奶和奶製品、蛋、禽肉；少吃紅肉、肉製品、加工食品、精緻食品及糖類飲品，並適當補充水分。

地中海飲食對於健康方面的研究，可以搜尋到期刊論文達三千多篇，是目前證據最充分、對於心血管保護最佳的飲食方法，所以我們可以多瞭解相關的飲食內容，考慮平常飲食就以此為主。

☞地中海飲食金字塔

- **最底層**：建議可多補充的食物，包括蔬菜、水果、全穀、橄欖油、豆類、核果、種子堅果。

・**第二層**：魚類和海產，每週二至三次以上。
・**第三層**：雞、蛋、乳製品，每週一次至每天一次。
・**最頂層**：紅肉（豬肉、牛肉、羊肉）和甜點，偶而為之。
・**日常生活**：多喝水，可以適量飲用紅酒。

其實健康飲食不只是注重吃的內容，吃的過程同樣重要。務必要細嚼慢嚥，以感恩的心對待食物，每次少量進食，避免暴飲暴食，盡量不吃宵夜，並和家人一起用餐，用餐過程盡量放鬆、分享食物、傾聽。而愉快的用餐氣氛和飲食內涵同樣重要。

此外要減少飲食過量與肥胖，必須先分辨自己是否是真的肚子餓（生理需求），或只是想滿足吃的慾望（為減輕壓力而吃）。飲食過程可以好好感受胃的飽足感，當感覺從空虛變成七、八分飽時即可停止，以避免餐餐飲食過量。

地中海飲食金字塔

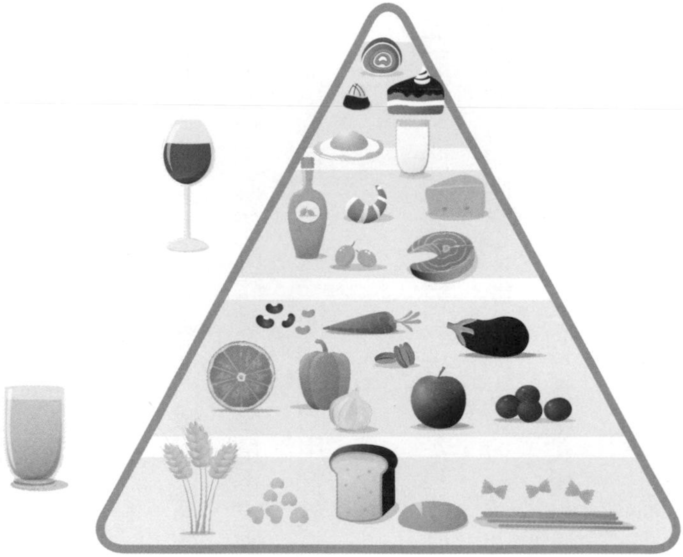

專欄 紅酒有助於心血管健康？

紅酒對健康到底好不好，這件事一直備受爭論。我以前曾做過一項臨床實驗，發現適量飲用紅酒確實能增加內皮前驅血管幹細胞。而這件事還有一個很有趣的現象叫做「**法國矛盾**（French paradox）」[1]，以法國人為例，他們很喜歡吃奶油和紅肉，脂肪攝取量也很多，但是發生心血管事件的比例很低，於是大家開始好奇可能的原因。

之後有人討論，或許是他們烹調時使用的橄欖油，裡頭含的單元不飽和脂肪酸「油酸（oleic acid）」與紅酒中的酚類化合物作用所造成。此外，也有研究發現紅酒富含很多抗氧化物質，確實是可以保護血管，於是產生一種說法：如果適量地喝一點紅酒，似乎有保護心血管的作用。

1 指的是法國人的飲食中，雖然飽和脂肪相對豐富，但是心血管疾病的發生率和死亡率卻相對較低，與人們普遍認為大量攝取飽和脂肪會增加心血管疾病風險的說法矛盾。

但紅酒有抗氧化的效果，是因為「葡萄皮」而不是「酒」。以醫學的觀點來說，我們仍**不鼓勵民眾藉由喝酒來保護心血管**。有些病人會問我：「我每天喝點紅酒，會不會對心血管比較好？」我都會告訴他，如果本來沒有這個習慣，就別嘗試了，因為這只是基於流行病學的觀察，並沒有非常確切的科學實證。要知道喝酒帶來的壞處實在是太多了，除了酒駕、酒癮等問題，酒類熱量高，**飲用過量會導致肥胖、也會增加血液中三酸甘油脂的濃度，這些都會增加心血管疾病的風險**。

二、維持合理的體重

保持理想體重是維持健康非常重要的課題。越來越多的證據顯示過度肥胖是一種慢性疾病，特別是對於心血管疾病的負面影響。在美國，肥胖是僅次於吸菸的死亡危險因子，每年約有三十萬人死於肥胖相關的後遺症。通常肥胖者比較容易罹患心血管疾病，或同時出現高血壓和糖尿病等慢性病。體重過重也會對肌肉骨骼系統造成沉重的負荷，容易產生關節肌肉痠痛、退化性關節炎、靜脈曲張，甚至大大影響心肺功能。肥胖者因為器官的工作負擔變重，因此罹患糖尿病、高血壓、膽結石、痛風、心血管疾病、關節炎、骨骼疾病、呼吸機能障礙與某些癌症等疾病的風險都會增加，其嚴重程度也與肥胖程度成正比。

過度肥胖為什麼令人擔憂呢？因為肥胖容易導致以下問題：

- **心血管疾病**：許多研究均顯示肥胖者易得到冠狀動脈及鬱血性心臟衰竭等疾病。肥胖者體內脂肪組織多，會造成脂肪代謝障礙，容易形成高膽固醇血症，而這些膽固醇和三酸甘油脂很容易造成動脈血管粥狀硬化。

·**高血壓**：肥胖與高血壓常是難兄難弟，根據一份高血壓病人的調查追蹤報告顯示，有超過一半的高血壓病人有體重過重的情形。肥胖雖非引發高血壓的必然因素，然而根據研究，肥胖或體重增加，常常和過度飲食與缺乏運動有關，甚至是過度壓力的表現，這些也同樣容易誘發高血壓的發生。

·**糖尿病**：肥胖是造成糖尿病的危險因子已無須多說，而肥胖亦是診斷代謝症候群的條件之一。第二型糖尿病患者中有80％是肥胖者，而肥胖也是造成糖尿病的主要原因。雖然第二型糖尿病的成因仍不清楚，但研究顯示若超過理想體重20％，身體就會產生胰島素阻抗，身體細胞對胰島素的敏感度降低，讓身體無法正常代謝葡萄糖而逐漸引發糖尿病。

·**腦血管疾病**：高血壓、糖尿病和心血管疾病都是導致腦血管疾病（中風）的危險因子，因此肥胖者發生腦血管疾病的機會也較一般人高。

·**呼吸功能障礙**：嚴重肥胖者因為皮下脂肪增加，呼吸時負擔增加，會使肺功能（肺活量、呼吸肌功能）受到影響，患者也會容易出現慢性夜間缺氧或睡眠時呼吸中止等現象，而肥胖引起的呼吸功能障礙會大幅增加心血管疾病風險。

・**內分泌系統失調**：肥胖者容易發生內分泌功能異常，主要是性荷爾蒙，其中又以女性較常見。肥胖女性容易有月經不規律或不易受孕的問題，如多囊性卵巢症候群[2]。

☞體重過輕也會對健康產生不利的影響

近年來，避免出現「肌少症」是一個重要課題，越來越受到重視，特別是老年民眾。而對於一般民眾來說，值得注意的是體重過輕（BMI低於18）也會對身體產生不良影響，包括：營養不良、易骨質疏鬆、易掉頭髮、注意力減退、月經失調、生長遲緩、貧血與飲食障礙（暴食症、厭食症），嚴重時甚至會因為電解質不平衡發生猝死。

2　多囊性卵巢症候群屬於荷爾蒙分泌異常，導致月經週期紊亂、排卵不規律的病症，大部分多囊性卵巢症候群的女性具有肥胖與胰島素阻抗的問題，所謂的「胰島素阻抗」，簡單地說就是「糖尿病體質」，如果沒有適當治療，以後對健康危害相當大。

BMI 計算公式

BMI＝體重（公斤）／身高（公尺）^{2}		
健康狀況	BMI	
	女性	男性
一般體重	18.5–25	
理想體重	22	24
超重	25–30	
嚴重超重	30–40	
極度超重	40 以上	

接受心臟手術（如血管繞道手術患）或心臟衰竭患的病患，術後追蹤發現體重過輕者的死亡率反而比體重正常或偏重者高，因此維持合理體重是保持健康的要件，不建議一味追求身材苗條而過度減重。

我常在門診遇到很多病人，特別是老年人，因為檢驗時發現血糖偏高或膽固醇過高，因此很多食物都不敢吃，甚至因為怕膽固醇或血糖升高，「完全」避免攝取肉類或海鮮類食物，也不願意碰任何甜食或水果，長期下來導致體重過輕，體力也不佳，免疫力不全。遇到這樣的病人，我都會提醒一定要均衡飲食，適當補充優質蛋白質，也不要過度節食，免得一旦發生感染或外傷，復原力將會令人擔憂。過猶不及都不好，特別是老年族群，要相信胃口好就是福氣好，絕對是老年健康的重要象徵！

三、規律合適的運動

許多研究已經顯示久坐不動的生活方式是心血管疾病的危險因子之一（其他包括高血壓、血脂異常、抽菸以及肥胖等）。多運動有益健康，規律的運動可以顯著地降低罹患心臟血管疾病風險。事實上，規律的運動、合適的身材，與心臟血管健康有著密不可分的關係。

此外，規律運動可以有效提升肌力與肌耐力[3]，而肌耐力對老年人非常重要，要知道老年人健不健康，觀察身體的肌肉量或簡單握個手就知道了。**肌肉量越少，對健康越不利，也越容易發生老年人跌倒的風險**。如何維持肌力與肌肉量，長期穩定的運動習慣不可或缺，特別是適度的重量訓練。

二〇〇三年發表在醫學期刊的研究結果顯示，每增加1MET[4]的運動量（metabolic equivalent，MET，活動時代謝率／基礎代謝率）能增加10至25%的存活率；同樣的結果也在二〇〇九年《美國醫學雜誌》(*JAMA*)的一篇整合型分析研究中得到證實：每增加1MET的運動量就能降低13%的心血管疾病與15%的總死

3 肌力代表短時間內肌肉能夠承受的重量有多強，一次可以舉起多重的物體。肌耐力，則代表肌肉可以忍耐負重動作的次數，也就是一段時間可以舉起重物多少次，兩者都代表了肌肉活動時的能力。

4 MET數值越大，代表消耗的能量越多，也就是運動或活動的強度越高。

亡率。

☞每天散步兩英里，不易罹患失智症

關於規律運動的其他好處，研究人員在一九九一至一九九九年期間，追蹤調查了參加檀香山－亞洲老化研究（Honolulu-Asia Aging Study）的兩千多名71至93歲男性，特別觀察這些研究對象天天走路的習慣和失智症之間的關係。研究結果發現，每天走路不到四分之一英里的人和每天習慣走兩英里或者更多的人相比，前者罹患失智症的可能性高於後者兩倍。這項研究為我們提供了明確的證據，證實即使是簡單的散步，也能大大增進老年人的健康和生活品質，而且這種改變是簡單又不耗費金錢的。

四、遠離菸害與戒除吸菸習慣

吸菸與心血管疾病有密切的關係，也是造成心血管疾病的危險因子之一。依據二〇一二年《刺胳針》（*Lancet*）期刊研究指出，導致全球死亡數排名前二十的健康風險因子中，居首位者為菸害（含吸菸及二手菸），約占8.5%，而菸害造成的死亡原因中，又以心血管疾病死亡所占最多，約超過一半。

我國每年因心臟血管疾病而死亡的人數高居十大死因第二位，根據國民健康署於民國一百年「癌症及心血管疾病與吸菸、二手菸、飲酒、嚼檳榔之關係調查計畫」，針對一千七百九十七名罹患心血管疾病及癌症病人進行健康行為調查。結果發現，男性急性心肌梗塞患者有高達八成為吸菸者，男性中風患者有65%為吸菸者。特別值得注意的是，女性急性心肌梗塞患者，雖然吸菸率僅9%，遠低於男性，但**二手菸暴露率卻高達51%**，顯示女性患者雖大部分不吸菸，但二手菸對女性所造成的危害相當嚴重。

許多研究顯示，菸品中的尼古丁等物質，會加速動脈血管硬化，同時使血液黏稠度上升、造成血管硬化與產生血栓，一旦引發血管阻塞會造成缺血性中風，若是血管破裂，則會造成出血性腦中風，而菸害會對心血管造成非常重大的影響，也會引發心肌梗塞。美國疾病管制局（CDC）出版的菸害報告亦指出，男女性吸菸者比非吸菸者有高達二至六倍的心血管疾病死亡風險；男女性暴露於二手菸，也會提升20

至60%心血管疾病死亡之危險性。

值得注意的是，國民健康署調查發現，男性肺癌患者在罹病後其吸菸率會大幅下降，持續吸菸者會由78%大幅降至8%，但男性心肌梗塞患者戒菸率則相對較低，在發生急性心肌梗塞後，有36%患者仍不願意戒菸，顯示**相較於肺癌患者，心血管疾病患者對於吸菸造成其疾病之危險性的認知普遍不足**，且不知戒菸對其疾病之治療與減少復發相當重要。

五、常常量測血壓

高血壓是引發心血管疾病的重要原因之一，也可能會造成許多的併發症，血壓越高產生併發症的機率越大，但早期高血壓常常是沒有任何不舒服的症狀，因此容易被一般民眾忽略。在各個年齡層，血壓若常高於130／85毫米汞柱，便有可能發展出高血壓併發症。其他風險因子的存在與否，如糖尿病、抽菸等，也跟高血壓是否產生心血管併發症有關。

就人口數量來說，罹患高血壓比抽菸、血脂異常以及糖尿病病人數更多。其中發生心臟衰竭的風險，會隨著血壓的升高而提升。此外高血壓的病人，左心室肥大是常見的現象，而左心室肥大又會增加心臟衰竭、心室心律不整、心肌梗塞以及猝死的危險。此外，過高的血壓易使血管內膜受損，若再加上膽固醇的堆積或抽菸習慣，更會加速動脈血管的硬化，而失去了彈性的血管，血管破裂造成顱內出血的風險自然會增加。

高血壓也是造成慢性腎臟病以及末期腎病變的重要因子。許多慢性腎病的患者在診斷之初就合併有高血壓，而慢性腎病變患者的血壓會比一般病人的血壓更難控制，血壓起伏更大，而併發的心血管疾病往往是慢性腎病病患死亡的最大原因。

六、定期檢測膽固醇與血糖值

將膽固醇維持在理想的指數，是維護健康心臟同時避免心血管疾病的必要條件。而糖尿病是全身血管系統的殺手，它帶來的慢性合併症包括小血管病變，一旦病情控制不佳，易引起心血管疾病、腦中風，還會造成腎臟、下肢血管等周邊血管疾病併發症，甚至造成失明、洗腎和傷口癒合不佳而截肢，因此定期檢測血糖值是早期篩檢出是否罹患糖尿病的重要方法，也是避免心血管疾病的重點。

七、正確的生活觀、避免高壓生活

現代社會競爭激烈，工作壓力大，生活節奏飛快，若加上不健康的生活方式，如暴飲暴食、吸菸酗酒、極度缺乏運動等，再加上長期因工作壓力導致的睡眠品質不佳、情緒不穩定等，很容易導致心臟問題。白領階級由於長時間高壓工作而猝死的新聞時有所聞，高壓生活已成為高血壓和心血管疾病形成的一個致病因素。

長期處於緊張狀態會使人體交感神經興奮度升高，刺激心率隨之加快，周邊血管收縮，導致血壓升高。同時，心率加快，也會增加心律失調的發生。長時間處於高壓環境，也會導致人體內的茶酚胺分泌增多，若心肌細胞長時間處於興奮狀態，會出現心肌肥大、增生現象，最終將導致心臟病。此外，長期處於興奮狀態還會誘發腎上腺皮質激素水準提升，並對上述兩種影響產生放大、增強的效果。精神壓力太大，也常常合併了焦慮、抑鬱、躁狂、驚恐等精神疾病。

學會情緒管理，使心態平穩，同時注意疏導負面情緒，控制急躁、焦慮情緒，緩解人際關係矛盾。完成一項緊急任務之後，要給身心留一點放鬆的空間。管理者則要適當減壓，別讓工作完全替代了生活，要學會善待一起工作的同仁，以免工作壓力和不良情緒在辦公室內出現連環效應。不妨每週安排一個時段，或多或少，確保自己在這一時間內完全將工作拋開。而當個人解決不了負面情緒時，應及時向心理師求助。

專欄

女性過了「更年期」，更要留意心血管疾病

有許多人認為心血管疾病是一種男性專有疾病，婦女族群應該不需為此苦惱，然而，事實的真相卻非如此！在美國，**心血管疾病是造成女性死亡的第一名**，在年過50之後，將近有一半的中老年女性的死亡原因是肇因於某種形式的心血管疾病，例如：冠狀動脈心臟病、高血壓性心臟病、心肌梗塞、腦中風，以及周邊血管疾病。同樣的，臺灣由於飲食和生活習慣西化，以及國民壽命延長、人口老化的關係，更年期後婦女的心血管疾病，更是對國人的身體健康產生極大的影響。

從過去流行病學的研究中可以明顯看到，隨著更年期的到來，50歲以後或提早停經的女性，因血中的雌激素濃度降低，缺少保護心臟與血管的功能，女性發生心血管疾病的風險較停經前急遽增高，其風險甚至高於同年齡的男性。部分年輕女性經歷早期停經或接受手術停經，如卵巢切除手術，其發生心血管疾病的風險同樣也較高。此外，在更年期後同時合併其他心血管疾病危險因子，例如：糖尿病、高血

壓、高膽固醇血症（尤其是低密度膽固醇偏高，而高密度膽固醇偏低者）、肥胖、抽菸、生活習慣缺乏運動、家族中有心血管疾病病史等，其心血管疾病的發生率更隨之提高。

既然如此，停經後女性的心血管保健便更顯重要，那我們該如何降低更年期婦女的心臟病風險呢？首先，健康的生活習慣還是最重要的原則，下列我們建議幾點生活小祕訣，將這些方法融入您的生活中，相信便能有效地遠離心血管疾病的發生。

✦定期測量血壓

女性朋友在停經後，會有很高的比率出現血壓升高的情形，因此瞭解自身血壓的變化非常重要。在門診常發現許多女性對於出現高血壓無法接受，其實女性在50歲以後高血壓比例快速追上男性病患並非少見，可以先調整生活方式，若收縮壓無法以非藥物控制在130毫米汞柱內，可以配合藥物控制以降低心血管疾病風險。

✦定期檢測膽固醇數值

另一項常常忽略的心血管風險就是膽固醇，女性朋友一樣可能有膽固醇偏高的可能性，我們應該放下男性才有高膽固醇的迷思，不因為是女性就忽略。

值得注意的是，更年期婦女使用「荷爾蒙補充療法」對心血管疾病的利弊影響，在近十年內在醫學界有著極大的爭論與探討。隨著近年來實證醫學證據的累積，在二〇一二年美國婦女健康預防工作小組（U.S. Preventive Services Task Force）的公開聲明中指出，不建議使用荷爾蒙補充療法來作為更年期婦女的慢性疾病預防之用（包含骨質疏鬆症、心血管疾病及失智症），因為**補充女性荷爾蒙並無法降低未來發生心血管事件**。因此，若有需要使用，或正在使用荷爾蒙補充療法的婦女朋友們，請務必尋求醫療專業諮詢，讓醫療人員評估個別生理狀況，分析治療的利弊得失後，方可安心享受更年期後的健康生活。

★本節重點整理

心血管疾病大部分是可以預防的，而健康規律的生活方式與飲食習慣，就是保持身體與心理健康的最佳途徑，也是預防心血管疾病的基本要件。最好能從年輕時就有正確觀念，才能避免日後難以處理的健康問題！

03 急性心肌梗塞患者有8成是吸菸者

俗話說「飯後一根菸，快樂似神仙」，真的是如此嗎？香菸對健康的危害已經不用多說，從預防心血管疾病的角度來說更是如此。香菸內多種化學物質會誘發血管發炎，特別是老菸槍。我曾經治療一位罹患周邊血管疾病的年輕病患，接受過多次導管治療但仍無法戒菸，導致下肢多處傷口無法癒合而截肢，生活也變得非常不便。

對心臟科醫師而言，抽菸絕對是心血管疾病與健康的大敵。香菸具有多種化學物質與尼古丁，對心血管的傷害可分為幾個方面，其中之一是長期抽菸會造成血管收縮與血管內皮細胞功能異常，讓血管舒張功能下降，特別是冬天容易造成心臟冠狀動脈血管痙攣。除了造成血管內皮細胞功能異常，抽菸還會增加氧化態的自由基(Free radical)，直接或間接地促使身體產生慢性發炎，進而造成血液內白血球聚集，使血管產生動脈硬化斑塊。此外，抽菸也會促使血小板凝集、活化，血液流經狹窄或循環不佳的血管更可能會造成血栓。因此，抽菸是造成血管動脈粥狀硬化的重要原因之一，也可能會大幅增加腦血管疾病、急性心肌梗塞或下肢動脈血管疾病等嚴重問題。

另一個抽菸造成的致病機轉是「血脂堆積」。抽菸會增加總膽固醇、三酸甘油脂及低密度膽固醇，減少高密度膽固醇，最終的結果，就是加速動脈粥狀硬化。

當然，同樣是抽菸患者，因本身的基因不同，動脈粥狀硬化的程度也會不一樣。有很多抽菸者聽到戒菸建議時常會說：「我阿公抽菸活到90歲都沒問題！」但研究指出，這可能和本身體質有關，如果是帶有CYP1A1（細胞色素酵素）基因的抽菸者，其造成心血管疾病的機會就比不帶有這基因的人來得更高[5]。簡單來說，如果吸菸者已經發生腦血管或心血管疾病，如腦中風、置放心臟血管支架或周邊血管疾病患者，表示體質不適合抽菸，千萬要盡早戒菸，因為若持續抽下去，絕對會再一次發生心血管或腦血管病變。

---

5 CYP1A1 酵素會活化各種外來的毒性物質，例如：香菸燃燒產生的煙霧、烤類食物、汽機車排放的廢氣等。

▼如何戒菸？

每當我向病患建議戒菸時，他們總會說：「醫師，好，我會慢慢戒。」可惜的是，大部分的病患通常都戒菸失敗。沒錯，菸癮確實不容易戒掉，這主要是尼古丁成癮的問題。

尼古丁是香菸中的重要成分，我們的身體在吸收尼古丁後，會在很快的時間內到達腦部組織，促進腦部釋放出多巴胺，讓吸菸者產生愉悅與放鬆的感覺。長期吸菸後，會導致乙醯膽鹼接受體被活化的時間延長及去敏感化，接受體數量也會逐漸增加，因此一旦沒有吸菸，便會出現情緒低落、失眠、焦慮等症狀，這樣的戒斷症狀會造成戒菸困難。因此，吸菸者若要戒菸，必須要瞭解與克服戒菸所產生的尼古丁戒斷症狀，可以藉由戒菸藥物或貼片等來幫助戒菸。

那麼該如何戒菸呢？首先，只要有戒菸的念頭，就要立刻開始，就跟減肥計畫一樣，不要找一堆藉口拖延行動，而且應該以完全不抽菸作為目標，不要以為「少抽一些」就是戒菸。

開始戒菸後，要時常提醒自己為什麼要戒菸，避免停留在會聯想到吸菸的情境，抽菸衝動上來時，讓自己稍微休息片刻，緩慢深呼吸，但絕不能心想「再抽最後一根就好」，也不要再購買香菸，同時最好把家裡的香菸、菸灰缸、打火機都丟棄，絕大多數戒菸失敗的人都是因為有「再抽最後一根就好」的念頭而前功盡棄。

真的很想抽菸時，可以轉移念頭、補充大量的水分，但少喝茶、咖啡等含咖啡因的飲料，也要避免飲酒，因為這會引起想要吸菸的念頭，也要少吃甜食或高脂食物，盡可能多吃低卡路里的食物，因為血糖起伏不定會影響腦部運作，削弱戒菸的意志力。此外，適度而規律的運動也能幫助我們降低尼古丁戒斷症狀，並且要有充足的睡眠。當焦慮產生時，可以試著泡熱水澡、閱讀輕鬆的讀物、外出散步或運動來轉移注意力。

此外，也可以到戒菸門診，使用尼古丁的替代物，包括尼古丁貼片或口嚼錠，這類藥物可以打破「乙醯膽鹼接受體—尼古丁—多巴胺」這條成癮的惡性循環機制，讓癮君子在戒菸時不容易產生戒斷症狀，戒菸也比較容易成功。

★本節重點整理

戒菸絕不嫌晚，而且好處非常多。只要開始戒菸，心跳及血壓就會恢復正常，若能持之以恆，不用幾週，就可以明顯感受到體力的進步；若能持續戒菸超過數個月，整體的運動能力更能明顯提升；戒菸一年後，心血管疾病的發作機率可以減低到一半；若戒菸超過十五年，心血管疾病的發作機率甚至可以下降到與不抽菸的人相同。因此戒菸絕對是保護心血管最簡單也最廉價的方法。

04 要活就要「動」

根據聯合國衛生組織統計，全世界每年約有兩百萬人的死因是長期缺乏運動。此外，一項大規模的長期追蹤研究也顯示，運動對於許多心血管疾病有保護作用，像是降低第二型糖尿病、高血壓、骨質疏鬆及大腸癌的風險；反之，缺乏運動者，較容易發生心臟血管疾病及有較高的總死亡率，但即使中年後才開始保持運動的習慣，也可以降低總死亡率。「要活就要動」，這句話一點都沒錯。

我在門診常會遇到病人告訴我：「醫師，我一走路或爬樓梯就很喘，所以我不喜歡運動。」遇到這樣的病人，如果心臟肺部檢查沒有問題，我會告訴他：「你如果要保護你的心臟，更要去運動，不要因為怕喘就完全不運動。」但運動強度和時間需量力而為，以免造成運動傷害。其實運動不一定需要非常激烈，可以循序漸進嘗試一些溫和的運動，一開始可以慢慢走路，經過一段時間的訓練後，再開始快走，甚至游泳、騎腳踏車或跳有氧舞蹈等，這樣訓練心臟，才會改善運動的能力。

依據美國運動醫學會（ACSM）建議，現代人促進健康的原則就是多活動，除了一般居家的身體活動之外，只要能在閒暇時間再做點休閒運動，每週累積足夠的身體活動量，就可以獲得高效率的健康投資回報。規律的運動有助新陳代謝，調節身心，增強健康與免疫力。依據教育部體育署民國一百年「運動城市調查」（透過電話訪問，蒐集全國65歲以上民眾健康相關資料），65歲以上長者能夠做到每週至少運動三次、每次至少三十分鐘、運動強度達到會流汗而且會喘的規律運動比率達60％，有趣的是，年長者比年輕人更願意持續規律地運動，年長者九成運動目的是為了健康，而最常從事的運動項目有散步、走路、爬山、騎腳踏車、伸展操及慢跑等。我想要強調的是，每個人都應該努力找到適合自己的運動習慣，只要是有適當的運動，都可以得到運動帶來的好處。

▼挑選適合的輕度運動

心臟血管疾病的患者雖然常常被提醒要規律運動，但到底應該如何進行運動呢？要怎麼做才會有效呢？甚至做了運動以後會不會讓心臟沒有辦法負荷，進而產生危險呢？

運動應該量力而為，特別是心血管疾病患者，不必強迫自己每天完成特定強度的運動，也不需要以心跳數作為評估運動效果的標準。不論是散步、慢跑、太極拳、瑜珈、環山健走等，都應根據自己的體能和健康狀況，彈性地選擇合適的運動項目。值得注意的是，患有心臟疾病或者有高血壓症狀，**應避免需要憋氣的運動**，以防止血氧不足，進而使血壓升高。

除了謹慎挑選運動項目外，我們也能彈性調整運動形式，以「**少量多次**」的運動方式，每次運動十分鐘，覺得喘或疲累就稍作休息，只要達到每天運動三十分鐘、每周三至五次的運動目標即可。

老年人在進行運動前，可以先諮詢醫生的建議，確保所選擇的運動不會增加身體負擔。若是患有退化性關節炎的老年人，一般會建議運動時應**以保護關節為主要原則**，盡量避免頻繁地上下樓梯，加重膝關節或髖關節的負擔。至於行動不便的患者，雖然無法進行全身性的運動，但仍可以透過甩手、踮腳、原地踏步、按摩等方式來促進血液循環，降低心血管疾病發作的風險。

▼如何增加心肺適能？

目前建議每週至少一百五十分鐘中等強度的體能活動，或是七十五分鐘的高強度的體能活動。

一份二〇一二年的研究發現，50歲以上患有輕微高血壓的病人，若每週進行十五至四十五分鐘中等強度的游泳並持續十二週，能降低收縮壓9毫米汞柱、增加頸動脈血管的順應性[6]及改善心臟－迷走神經反射的敏感性。鑑於大多數人無法花費太多時間持續運動，二〇一四年有另一項針對45至50歲停經前，患有輕至中度高血壓的女性的研究，一組進行傳統中等強度游泳，一組進行短時間間歇性高強度游泳，十五週後兩組血壓皆下降3至4％，總體脂肪下降約1至2公斤，瘦體組織[7]增加約1至1.5公斤，但間歇性高強度組**運動時間只有傳統組的三分之一**。從這篇研究看來，間歇性高強度運動對於追求時間效率的現代人來說，似乎是另一種運動選擇。

6　指心臟收縮和舒張期間動脈擴張和彈回的能力，用來作為動脈硬化的指標。

7　包含肌肉、骨骼、器官等扣除體脂肪與水分的組織，約占人體75％的重量。

不過，選擇一項自己喜好的運動，運動前做好熱身與運動後確實伸展、避免運動傷害，才是遠離心血管疾病的最佳處方。

本節重點整理

不管在哪一個年齡層，運動都是促進健康與保護心血管的好方法，想要擁有健康的生活，就開始起身來運動吧！

	輕度體能活動	中等強度體能活動	高強度體能活動
體能活動強度	<3 MET；輕微活動伴隨心跳些微加快	3–6 MET；有點費力且呼吸與心跳加快	>6 MET;大量耗費體力，需要用力呼吸且心跳大幅加快
運動種類	慢慢散步 原地踏步 關節伸展 唱歌 踮腳尖與緩慢半蹲 輕鬆的家事 搬運 < 5 公斤的負重	健走 跳舞 園藝 太極拳 稍加費力的家事 一般速度騎腳踏車 搬運 < 20 公斤的負重	跑步 爬山 快速騎腳踏車 有氧運動 游泳 跳繩 打球（籃球、足球） 搬運 > 20 公斤的負重

附　錄

食物中的膽固醇含量

（有心血管疾病者，建議每日膽固醇攝取量不宜超過 300mg）

・超過 300mg：

類別	種類	膽固醇含量 mg/100g	種類	膽固醇含量 mg/100g
蛋類	鹹蛋黃	1891	炒蛋	443
	鵪鶉鐵蛋	1575	荷包蛋	434
	雞鐵蛋	741	溫泉蛋	393
	鵪鶉蛋	606	茶葉蛋	390
	滷蛋	479	雞蛋	389
	煎蛋	473	水煮雞蛋	383
肉類	豬腦	2075	鵝肝	383
	雞睪丸	578	雞肝	343
	豬脾臟	398	豬腎	340
	煙燻豬肝	390		
海產類	小魚乾	669	蝦米	645
	櫻花蝦（加工）	609	魩仔魚	337
	鹹小卷	460	軟絲	324
其他	蛋黃酥	577		

· 100-300mg：

類別	**種類**	**膽固醇含量 mg/100g**	**種類**	**膽固醇含量 mg/100g**
蛋類	鴨蛋	219	蒸蛋	202
肉類	豬肚	227	雞皮	136
	豬腸	209	烤雞	123
	雞胗	204	豬舌	111
	鴨胗	187	牛肚	103
	雞心	150		
海產類	扁魚乾	295	銀魚	179
	魷魚乾	270	蝦仁	155
	蒲燒鰻魚片	201	干貝（乾）	127
	烏賊	193	虱目魚肚	107
	章魚	183	九孔螺	102
油脂類	無鹽奶油	203	鮮奶油	127
	牛油	150	豬油	111
其他	海綿蛋糕	197	蜂蜜蛋糕	160
	蛋塔	180	乳酪蛋糕	149
	提拉米蘇	180	巧克力泡芙	146

‧少於 100mg：

類別	種類	膽固醇含量 mg/100g	種類	膽固醇含量 mg/100g
肉類	骨腿	88	豬心	65
	豬肝連	80	豬絞肉	62
	牛五花肉片	71	里肌肉	54
	牛小排	69	牛筋	52
	菲力牛排	67	鴨血	41
海產類	香魚	96	臺灣鯛魚片	53
	石斑魚	87	鬼頭刀	53
	草魚	75	白鱸	42
	虱目魚（去皮）	59	花腹鯖	31

國家圖書館出版品預行編目資料

心臟夠強，不怕突然登出人生：北榮名醫教你遠離三高，常保心血管健康／黃柏勳著.——初版一刷.——臺北市：三民，2024
面；　公分.——（養生智慧）

ISBN 978-957-14-7731-2（平裝）
1.心臟 2.心血管疾病 3.預防醫學

415.3　　112020978

養生智慧

心臟夠強，不怕突然登出人生：
北榮名醫教你遠離三高，常保心血管健康

作　　者｜黃柏勳
責任編輯｜王柏雯
美術編輯｜陳欣妤
封面設計｜黃羿寧

創 辦 人｜劉振強
發 行 人｜劉仲傑
出 版 者｜三民書局股份有限公司 (成立於 1953 年)

三民網路書店
https://www.sanmin.com.tw

地　　址｜臺北市復興北路 386 號　(復北門市)　(02)2500-6600
臺北市重慶南路一段 61 號 (重南門市)　(02)2361-7511

出版日期｜初版一刷 2024 年 2 月
書籍編號｜S410640
I S B N｜978-957-14-7731-2